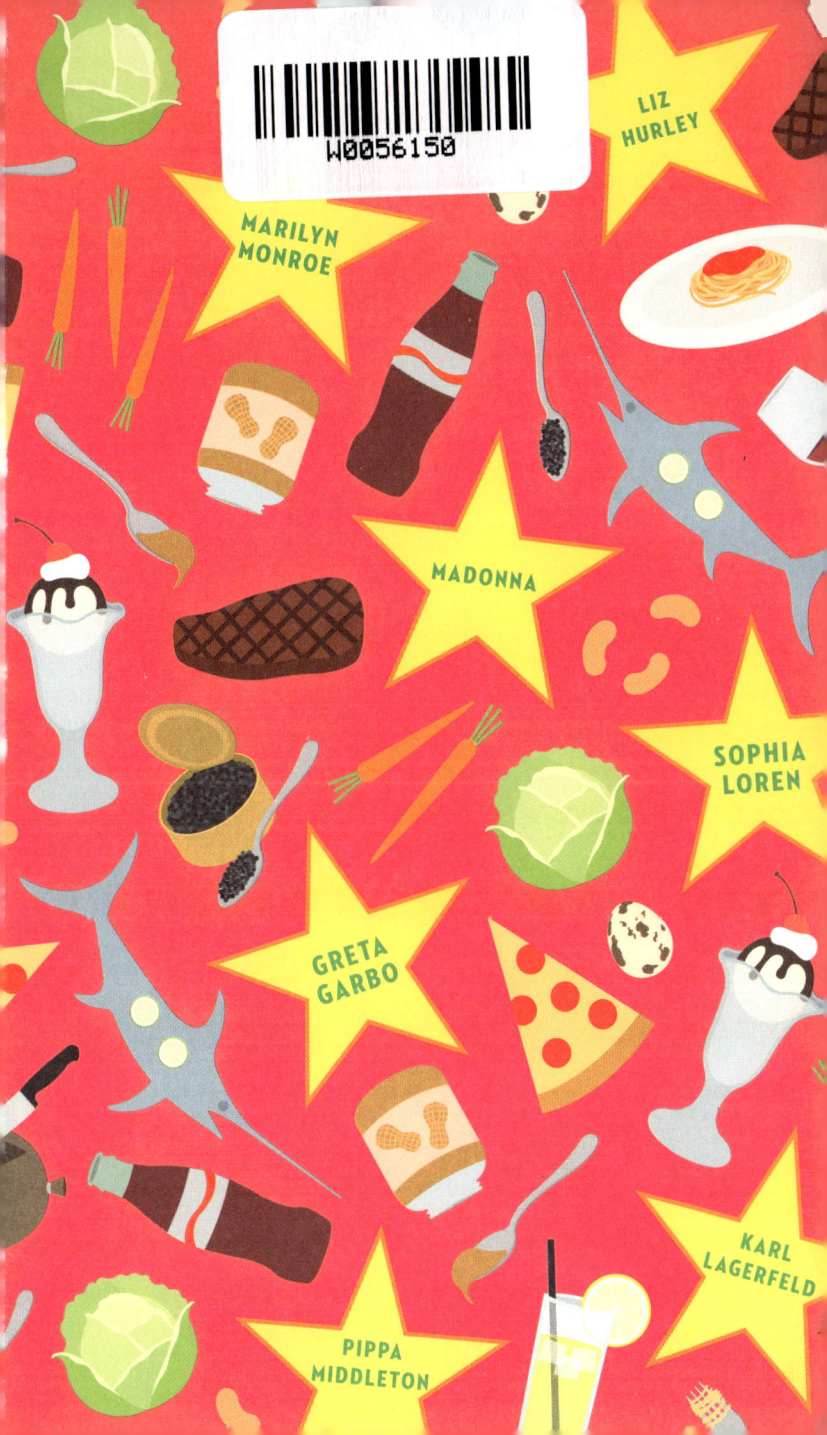

LIZ HURLEY

MARILYN MONROE

MADONNA

SOPHIA LOREN

GRETA GARBO

KARL LAGERFELD

PIPPA MIDDLETON

ullstein

Das Buch

Du bist, was du isst? Dieser Frage stellte sich die selbsternannte Diät-Veteranin Rebecca Harrington und testet in einem wagemutigen Selbstversuch die berühmtesten und berüchtigtsten Promi-Diäten. Jeweils zehn Tage lang wird sie konsequent essen wie ein Star, trainieren und sich kleiden wie ein Star – und sich am Ende bestenfalls auch so fühlen. Sie frühstückt rohe Eier in warmer Milch à la Marilyn Monroe und isst Schwertfisch nach Liz Taylor, der schmeckt wie ein alter Schuh. Mit Karl Lagerfeld trinkt sie zehn Cola light pro Tag, mit Gwyneth Paltrow verbannt sie die bösen Lebensmittel vom Teller und mit Victoria Beckham schließlich fast alle anderen. Intelligent, ehrlich und umwerfend komisch schreibt Harrington über ihre diätetischen Abenteuer und zeigt en passant die skurrilsten Blüten des Diätwahns.

Die Autorin

Rebecca Harrington arbeitet seit ihrem Studium in Harvard und an der Columbia-Universität als Journalistin und Autorin in New York. Sie schreibt unter anderem für *The New York Times*, *New York Magazine* und *Elle*.

Rebecca Harrington

Schöner essen

Mit Promidiäten zur Traumfigur

Aus dem Amerikanischen
von Sybille Uplegger

Ullstein

Besuchen Sie uns im Internet:
www.ullstein-taschenbuch.de

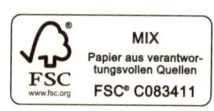

Deutsche Erstausgabe im Ullstein Taschenbuch
1. Auflage Februar 2015
© für die deutsche Ausgabe Ullstein Buchverlage GmbH, Berlin 2015
© 2015 by Rebecca Harrington
First published in the UK in 2015 by Virago
Titel der Originalausgabe: *I'll Have What She's Having:
My Adventures in Celebrity Dieting*
Umschlaggestaltung: ZERO Werbeagentur, München
Titelabbildung und Illustrationen: © Joan Wong
Illustrationen bei Miranda Kerr und Liz Hurley: © Alexander Klein
Satz: Pinkuin Satz und Datentechnik, Berlin
Gesetzt aus der Fairfield
Papier: Arctic Paper von Mochenwangen GmbH
Druck und Bindearbeiten: CPI books GmbH, Leck
Printed in Germany
ISBN 978-3-548-37602-8

Für meine Großmutter,
die mich von jeher in meiner Liebe zu alten Filmen
bestärkt hat
und die immer glamourös ist,
ohne auch nur ein einziges Wachtelei zu essen.

Inhalt

1. Eine Reise beginnt   9
2. Ich versuche mich an Gwyneth Paltrows Diät   15
3. Ich versuche mich an Elizabeth Taylors Diät   27
4. Ich versuche mich an Karl Lagerfelds Diät   37
5. Ich versuche mich an Marilyn Monroes Diät   47
6. Ich versuche mich an Cameron Diaz' Diät   55
7. Ich versuche mich an Madonnas Diät   63
8. Ich versuche mich an Greta Garbos Diät   73
9. Ich versuche mich an Victoria Beckhams Diät   83
10. Ich versuche mich an Beyoncés Diät   93
11. Ich versuche mich an Jackie Kennedys Diät   103
12. Ich versuche mich an Sophia Lorens Diät   113
13. Ich versuche mich an Pippa Middletons Diät   123
14. Ich versuche mich an Carmelo Anthonys Diät   135
15. Ich versuche mich an Dolly Partons Diät   143
16. Ich versuche mich an Miranda Kerrs Diät   151
17. Ich versuche mich an Liz Hurleys Diät   161
18. Und jetzt: ein Stück Pizza   169

Danksagung   172
Literaturverzeichnis   174

Essen ist wichtiger Bestandteil einer
ausgewogenen Ernährung.

Fran Leibowitz

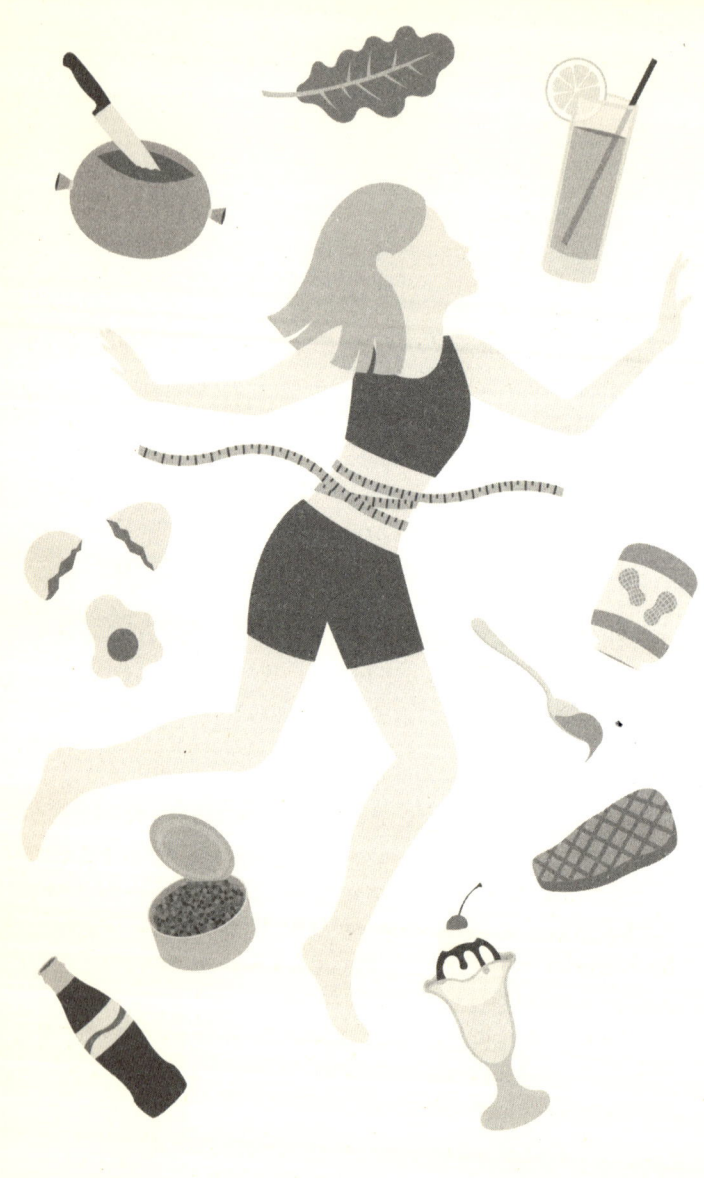

1. Eine Reise beginnt

Ich habe mich schon immer für Diäten interessiert. Diäten sind überall. Man kann keine Frau sein, ohne das Gefühl zu haben, eine Diät machen oder sich einer Gesichtstransplantation unterziehen zu müssen. (Am besten lässt man sich das Gesicht einer berühmten Person transplantieren, dann kann man nie mehr verlorengehen.) Aber Diäten zur Kenntnis zu nehmen ist etwas völlig anderes, als eine ganze Reihe von Diäten hintereinander auszuprobieren. Wer würde auf so eine Idee kommen? Ich. Dies ist die Geschichte.

Die allererste Diät, die ich je gemacht habe, war die von William Howard Taft. William Howard Taft war der dickste Präsident der Vereinigten Staaten, und auf seine Diät bin ich auf einer Website über Schlafapnoe gestoßen, zu der mir jemand den Link geschickt hatte. Auf dieser Seite wurde behauptet, dass »kein amerikanischer Präsident, Lincoln vielleicht ausgenommen, sich jemals größeren Herausforderungen gegenübersah« als Taft – eben weil dieser möglicherweise unter Schlafapnoe litt. Gesichert ist Tafts Schlafapnoe-Diagnose bis heute nicht. Er schlief immer am Kartentisch ein.

Ein kleiner Teil der Website widmete sich einer Diät, der sich Taft 1905 unterzogen hatte. Taft wurde andauernd in irgendwelche Ämter berufen, weil die Leute ihn mochten (obwohl sein bester Freund *und* seine Frau ein Buch darüber geschrieben hatten, wie sehr sie ihn hassten). Zum fraglichen Zeitpunkt war er gerade von Roosevelt zum Kriegsminister ernannt worden und wollte entsprechend in Form sein. Also machte er eine Diät, die zum Frühstück pochierten Fisch, zum Abendessen Hammel und als Imbiss zwischendurch klebrige, weiche Brötchen vorsah. Er nahm sehr viel ab, weil das eklig ist.

Diese Diät ließ mich nicht mehr los. Keine Ahnung, warum. Ich machte sie ohne besonderen Grund. Das Schwierigste waren die Brötchen. Ich musste sie selber backen und benutzte eine Shampooflasche, um den Teig auszurollen. Manchmal las ich die Briefe von Major Archibald Butt, Tafts bestem Freund, der ihn gehasst hat. Aber meistens kochte ich mir einfach nur Seezunge zum Frühstück und aß sie mit Worcestershire-Sauce.

Nachdem ich eine ganze Zeit lang gekochten Fisch als Morgenmahlzeit genossen hatte, erzählte ich meinen Freunden von dieser tollen Diät, die ich gerade machte und bei der ich noch kein Gramm abgenommen hatte.

Einige waren verwirrt, weil sie nicht verstanden, weshalb ich mich für die Essgewohnheiten von Taft interessierte. (»Na, weil er eine Kuh hatte, die Pauline hieß!«, sagte ich dann immer.) Andere schlugen vor, ich solle die Diäten echter Stars ausprobieren, für die sich die Leute interessierten, und da ich ohnehin zu der Erkenntnis gelangt war, dass berühmte Personen sehr viel merkwürdigere Dinge essen als Normalsterbliche, sagte ich ja, und mein Diät-Abenteuer war geboren.

Woher kommt unsere fortwährende Faszination für die Essgewohnheiten Prominenter? Mit das Kurioseste, was mir bei meinen Recherchen auffiel, war, wie kinderleicht wir herausfinden können, was berühmte Leute tagtäglich essen. Die Öffentlichkeit scheint von dem Thema regelrecht besessen zu sein! Bei Schauspielerinnen ist es praktisch das Einzige, was man über sie erfährt – allenfalls liest man noch, wie spannend der gemeinsame Dreh mit irgendwelchen Kollegen gewesen sei, die einem selbst eher langweilig vorkommen.

Statt die Angelegenheit allein dem Magazin *Us Weekly* zu überlassen, haben heutzutage viele Promis beschlossen, selbst Kapital aus ihren Ernährungsgewohnheiten zu schlagen. Sie bringen Kochbücher und Work-out-DVDs und allen möglichen anderen Lifestyle-Schnickschnack heraus. Ein Diätplan gehört für Prominente inzwischen zum Job. In unserer glutenfeindlichen, Gentechnik fürchtenden Kultur bedeutet das meistens, dass Promis sich für einen »gesunden« Lebensstil und eine Ernährung ohne industriell verarbeitete Lebensmittel aussprechen müssen, selbst wenn das eine Lüge ist und sie ihre schlanke Linie in Wahrheit einer Kombination aus exzellenten Genen und Zigaretten verdanken. Ich glaube, Promis liefern uns eine Anleitung, wie wir sie nachahmen können. Zu diesem Zweck ist es wesentlich unproblematischer, einen Ernährungsplan vorzustellen, als irgendetwas über Gene und Zigaretten zu erzählen – es verheißt leichtere Erfolge, schürt weniger Eifersucht und lässt sich besser vermarkten. Wenn Goji-Beeren einem das Aussehen von Jessica Biel verleihen könnten, dann würde man doch Goji-Beeren essen, oder?

Mein Interesse für Star-Diäten entsprang nicht unbedingt meinem Wunsch nach idealen Körpermaßen (ich weiß ohnehin, dass ich zu gedrungen bin – wie ein Rebhuhn, das übers Feld watschelt), sondern meiner Liebe zu Filmen und wissenschaftlichen Selbstversuchen in der Tradition eines Benjamin Franklin. Wahrscheinlich schlummert eine Philosophin der Aufklärung in mir – obwohl meine Diät-Erlebnisse vermutlich mehr Ähnlichkeit mit den *Geständnissen eines englischen Opiumessers* haben als mit irgendeinem anderen wegweisenden Text der Weltliteratur. Ich aß, und dann schilderte ich die Wirkung dessen, was ich gegessen hatte, mit kaum verhohlenem Vergnügen und geheuchelter Abscheu.

Folgende Regeln habe ich für mich aufgestellt: Erstens würde ich versuchen, so zu essen, wie die Stars normalerweise essen. Sicher, es hätte lustig werden können, Christian Bales lebensgefährlichen Ernährungsplan nachzuahmen, mit dem er sich für *Der Maschinist* auf die Körpermaße eines Besenstiels heruntergehungert hat – allerdings war das für mich, Ben Franklin, nicht wissenschaftlich genug. Zweitens würde ich jedes Kochbuch kaufen, das der betreffende Star auf den Markt gebracht hat, selbst wenn es nach Schund aussah. Drittens würde ich mich auch in Sachen Fitnessprogramm, Kleidungsstil und Dinnerpartys am jeweiligen Star orientieren, sofern mir dies machbar und angemessen erschien.

Doch mit der beinahe herkulischen Aufgabe konfrontiert, mich für längere Zeit wie ein Star zu ernähren und darüber Protokoll zu führen, musste ich mir einige Fragen stellen: Wie würde es um mich stehen, nachdem ich eine Million Star-Diäten durchprobiert hatte? Würde ich noch leben?

Würden meine Freunde bis zum Ende zu mir halten, selbst wenn ich sie zum Essen einlud und ihnen Gerichte vorsetzte, von denen sie mir ganz unverblümt sagten, dass sie ungenießbar waren? Würde ich Ausschlag auf der Wange bekommen, und würde der wieder verschwinden? Konnte ich mein Körperideal erreichen? Mein Persönlichkeitsideal (eine Mischung aus Liz Taylor und Liz Taylor)? Außerdem wollte ich die Antwort auf eine Frage finden, von der ich nie so recht gewusst habe, ob es sich nun um eine rhetorisch geniale Zuspitzung oder eine absolut sinnleere Floskel handelt: Ist man wirklich, was man isst?

Möglicherweise stammt die Vorstellung, man sei das, was man esse, von Ludwig Feuerbach, einem ehrbaren Philosophen, den George Eliot ins Englische übersetzt hat. Aber vielleicht stammt sie auch von dem großen Esser und Diäthalter Jean Anthelme Brillat-Savarin, der sowohl der Erfinder der kohlehydratarmen Ernährung als auch der Verfasser mehrerer Bände über Kochkunst ist. Ist der Gedanke eine philosophische Meditation über die Bedeutung der Nahrungsaufnahme an sich oder der Sirenengesang aller Diät haltenden Stars? Ich würde es bald erfahren!

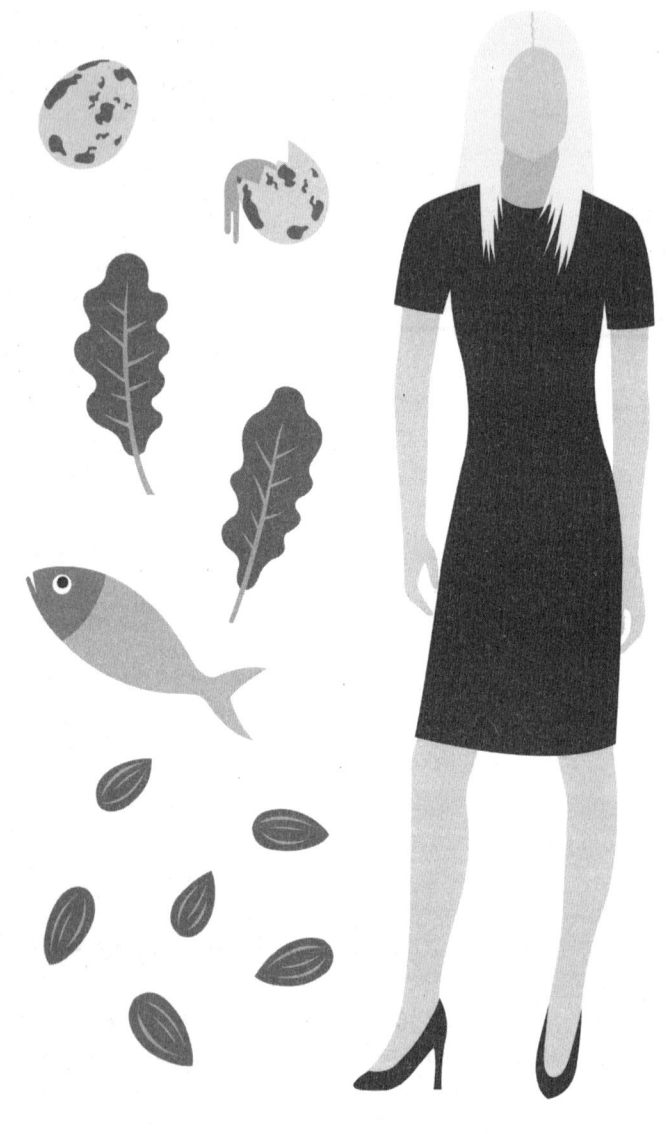

2. Ich versuche mich an
Gwyneth Paltrows Diät

Gwyneth Paltrow habe ich schon immer bewundert – ich scheue mich nicht, dies zuzugeben. Sie war in meinem Lieblingsfilm *Ein perfekter Mord* einfach phänomenal. Außerdem finde ich ihre zweite Karriere als Lifestyle-Guru sehr inspirierend. Hätte sie nicht die Website *Goop* gegründet, besäße ich jetzt keine Augenmaske mit Ausbuchtungen, die einem Platz zum Blinzeln lassen. Als Gwyneth ihr neuestes Kochbuch *Meine Rezepte für Gesundheit und gutes Aussehen* auf den Markt brachte, habe ich mich riesig gefreut. Ich besaß bereits ihr erstes Kochbuch *Meine Rezepte für Familie und Freunde*. Das ist ein wirklich gutes Kochbuch für die Durchschnittsfrau (mich). Darin stehen einige gesunde Rezepte und auch einige leckere Rezepte. Einmal habe ich die Tacos mit Fisch im Teigmantel gemacht, und alle mochten sie. Das will viel heißen, denn für gewöhnlich sind meine Abendessen für Freunde eine einzige Katastrophe und enden damit, dass meine Gäste sich in meinem Beisein Sushi bestellen, so als wäre ich gar nicht anwesend.

Dieses neue Kochbuch von Gwyneth Paltrow hat eine interessante Entstehungsgeschichte. Nachdem Gwyneth während einer Dinnerparty bei sich zu Hause eine Panikattacke bekommen hatte (das kann ich gut nachvollziehen), ging sie zu verschiedenen Ärzten, und am Ende stellte sich heraus, dass sie an mehreren Nahrungsmittel-Unverträglichkeiten litt, etwa gegen Milchprodukte, Gluten und Hühnereier. Daraufhin wollte sie ein Kochbuch schreiben, das all die bösen Nahrungsmittel, die das Leben der Menschen ruinieren, wie Brot, Tiefseefisch, rotes Fleisch, Kuhmilch und Auberginen, vom Speiseplan verbannt. Stattdessen widmete sie sich ganz den »guten« Nahrungsmitteln, die unser Planet Erde zu bieten hat, wie beispielsweise Goji-Beeren und Wachteleiern. In der englischen Originalausgabe heißt das Buch dementsprechend *It's All Good*. Verstanden? Alle Lebensmittel, die nicht böse sind.

Diese Art der Ernährung wollte ich aus vielen Gründen unbedingt ausprobieren. Zum einen habe ich ständig das Gefühl, gegen irgendwelche mysteriösen Lebensmittel allergisch zu sein. Außerdem wurde diese Diät von einer Frau entwickelt, die mich um ein Haar dazu gebracht hätte, sündhaft teure Handtücher aus der Türkei zu kaufen, weil die saugfähiger sind. Und eigentlich bin ich ihr seit jenem Tag vor fünfzehn Jahren verfallen, an dem ich zum ersten Mal *Ein perfekter Mord* sah.

Vorbereitung

Ich gehe ins Internet und kaufe Gwyneths Buch und die DVDs von Hollywood-Trainerin Tracy Anderson. Berichten zufolge macht Gwyneth jeden Tag zwei Stunden Sport nach der Tracy-Anderson-Methode, die sich auf die »kleinen Muskeln« konzentriert; wenn ich schon wie Gwyneth leben will, kann ich dabei auch gleich versuchen, ihren Hintern zu kriegen – den einer zweiundzwanzigjährigen Stripperin.

Als ich einen Monat später endlich das Buch in den Händen halte (ich Spinnerin habe es vorbestellt), empfinde ich eine Mischung aus Angst und Vorfreude. Das Buch selbst ist wunderschön aufgemacht; es gibt viele Fotos von Gwyneth mit Schlapphut vor einer Scheune oder Gwyneth, die einen riesigen Fisch in ein Fass mit Salz legt. Bei genauerem Lesen allerdings bin ich entsetzt, auf wie viele Nahrungsmittel ich verzichten soll. Nicht mal Joghurt darf ich essen! Keine Tomaten und keine Erdbeeren! Die lösen nämlich Allergien aus! Das finde ich ein bisschen übertrieben, allerdings suggeriert mir das Buch, dass ich, wenn ich mich an die Vorgaben halte, mit Gwyneths makellosem Aussehen belohnt werde. Und ich will unbedingt makellos aussehen! Ich beschließe, die Detox-Woche zu machen, die hinten im Buch beschrieben wird, und danach noch einige der anderen Rezepte auszuprobieren. Einen Tag lang werde ich wie eine vegane Gwyneth leben; einen anderen Tag lang werde ich so essen wie Gwyneths Kinder. Hoffentlich erschließt sich mir auf diese Weise das volle Gwyneth-Erlebnis.

Als Nächstes gehe ich einkaufen. Ich habe schon viele Diäten gemacht, aber noch nie in meinem ganzen Leben habe ich für den Wocheneinkauf so viel Geld ausgegeben. Mit 153,31 Dollar kostet mein Einkauf fast dreimal so viel, wie ich normalerweise für Lebensmittel bezahle. Dabei habe ich noch nicht mal alles an Fisch gekauft, was ich brauchen werde! (Die Diät ist sehr fischlastig.) Ich habe für mindestens zehn Dollar Grünkohl gekauft und ein elf Dollar teures Glas Honig. Wussten Sie, was roher Honig ist? Das ist Honig, der elf Dollar kostet! Ich hatte eine kleine Panikattacke, als ich die Sachen bezahlen musste, und dabei war ich nicht mal auf einer Dinnerparty.

Jeder Tag der Detox-Woche beginnt mit einer Riesenportion von dem, was Gwyneth »den besten grünen Saft« nennt. Wie so viele andere grüne Säfte ist er eine Mixtur aus Grünkohl, Apfel, Zitrone, Minze und Ingwer. Vermutlich wäre die Herstellung dieses Saftes um einiges leichter, wenn ich einen Entsafter besäße, doch leider besitze ich keinen. Gwyneth behauptet, der Saft ließe sich genauso gut mit einem Mixer und einem »feinmaschigen Sieb« zubereiten, das ich meines Wissens ebenfalls nicht besitze. Da ich in diesem Jahr kein Geld mehr für irgendetwas ausgeben kann, muss es ohne gehen. Ich gebe die Zutaten in den Mixer und püriere sie. Das Ergebnis schmeckt nicht viel anders als gewöhnlicher Grünkohlsaft, nur dass größere Stückchen Grünkohl darin schwimmen. Das ist also mein Frühstück.

Nach dem Frühstück beschließe ich, die erste Tracy-Anderson-DVD auszuprobieren. Wie sich herausstellt, ist das Training nach ihrer Methode sehr anstrengend. Im Wesentlichen hält man zwei winzige Gewichte in den Händen und machte wilde Verrenkungen mit den Armen, wie ein Insasse einer viktorianischen Irrenanstalt, der gerade einen epileptischen Anfall erleidet. Das macht man eine Stunde lang. Am Ende bin ich so entkräftet, dass ich nur noch auf dem Boden liegen kann.

Nach dem Work-out will ich meinen Vormittagssnack essen – rohe, in Wasser eingeweichte Mandeln. Nasse Mandeln sind besser als trockene Mandeln, denn Gwyneth zufolge sind Mandeln im Normalzustand »schwer verdaulich«. Nasse Mandeln klingen eklig, schmecken aber total lecker.

Wenn man sie einweicht, bekommen die Mandeln ein leichtes Vanillearoma. Vorher habe ich Mandeln eigentlich nie so richtig gemocht. Wird diese Diät vielleicht doch ganz gut?

Nach einem herzhaften Mittagessen, bestehend aus Betenblättersuppe (eine Suppe aus den grünen Blättern der Roten Bete?), und einem nachmittäglichen Smoothie, der sowohl Avocado als auch Kakaopulver enthält (er erinnert ein bisschen an Eis, wenn Eis nach Avocado schmecken würde), lade ich eine Freundin zu mir ein. Ich möchte zum Abendessen Gwyneths Version eines Brathähnchens zubereiten. Normalerweise ist meine Freundin sehr skeptisch, was meine Diät-Experimente angeht, aber sie macht immer alles klaglos mit. Einmal habe ich sie zum Beispiel genötigt, eine Bohnensuppe zu essen, die ich gekocht hatte, und wir sind trotzdem noch befreundet. Diesmal allerdings schockiere ich sie. »Das ist echt gut!«, sagt sie beinahe fassungslos. Es stimmt: Das Hähnchen ist wirklich gut. Es ist saftig, und das Paprikapulver, das Gwyneth für das Rezept verwendet, verleiht ihm eine interessante Note. Ich habe heute richtig gesund gegessen, alles war superlecker, und ich war zwischendurch nicht einmal hungrig. Erste Überlegenheitsgefühle stellen sich ein. »Du solltest Mandeln in Wasser einweichen«, rate ich meiner Freundin.

Tag 2

Berauscht vom Erfolg des vorangegangenen Abends, entschließe ich mich, heute gleich mehrere Freunde zum Essen einzuladen. Ich werde Gwyneths Fleischklößchen servieren, die weder Brot noch Eier, rotes Fleisch oder Milch enthalten. Meine Mutter macht sehr gute Fleischklößchen, und bei ihr sind diese vier Dinge quasi die einzigen Zutaten, insofern ist mir das Rezept ein wenig suspekt. Trotzdem lasse ich mich nicht beirren. Schließlich hatte ich auch gedacht, eingeweichte Mandeln würden scheußlich schmecken, und damit lag ich völlig falsch. Ich weiß gar nicht zu leben!

Während der Zubereitung der Fleischklößchen allerdings merke ich, dass irgendetwas nicht stimmt. Erstens: Sie sind grün. (Sie bestehen aus Rucola und Putenfleisch.) Zweitens: Ich kann dazu keine Tomatensauce kochen, weil ich Tomaten von meinem Speiseplan gestrichen habe. Stattdessen serviere ich sie mit einer Brokkolisuppe, die fast nur nach Wasser schmeckt. Was ist los? Gestern lief doch alles so gut! Als meine Gäste kommen und ich ihnen die Fleischklößchen vorsetze, merke ich sofort, dass sie ihnen nicht schmecken. Einer holt eine riesige Tüte Chips heraus und fängt vor meinen Augen an, sie zu essen. Eine andere verabschiedet sich, um »richtig abendessen zu gehen«. Ich bin am Rand einer Panikattacke, als mir einfällt, dass Gwyneth einmal in den USA auf einer Dinnerparty gefragt wurde, welche Jeansmarke sie trage, woraufhin sie bei sich dachte: »Ich muss zurück nach Europa.« Schlimmer als die USA kann es gar nicht sein. Ich sage nichts über die Jeans meiner Gäste, obwohl ich gerade genau das tun wollte.

Tag 3 und 4

Die Diät einzuhalten ist am Wochenende sehr viel schwieriger. Besonders in einer Stadt, in der alle auf glutengeschwängerten Brunch fixiert sind. Was ist das überhaupt?

Nichts als Show! Ich muss zurück nach Europa. Am Sonntag werde ich in ein Pancake-Restaurant eingeladen, in dem zum Glück Grünkohlsaft auf der Karte steht. Ich sehe meiner Freundin schweigend beim Pancake-Essen zu, während ich meinen Grünkohlsaft schlürfe. Dafür grille ich später einen ganzen Fisch und serviere dazu Salsa verde mit Anchovis. Er schmeckt himmlisch. »Ich würde Gwyneth Paltrow gerne mal kennenlernen«, meint ein Freund, der sich den Fisch mit einem großen Löffel Anchovi-Sauce in den Mund schiebt. »Die muss echt cool drauf sein.« Begeistert sage ich: »Sie *ist* cool drauf. Sie raucht eine Zigarette pro Woche!«

Tag 5

Tief in den Eingeweiden meiner Küche finde ich etwas Unglaubliches. Ein feinmaschiges Sieb! Ich muss es gekauft haben, während ich geistig umnachtet war. Jetzt schmeckt mein Grünkohlsaft haargenau wie Grünkohlsaft. Auch meine hausgemachte Horchata, ein spanisches Getränk aus Mandelmilch und meine vormittägliche Zwischenmahlzeit, gelingt deutlich besser. Wie sich herausstellt, braucht man dafür wirklich rohen Honig. Der ist viel schmackhafter und überdies basenbildend. Was ist nur aus mir geworden?

Tag 6 und 7

Für die Tage, an denen man nicht wie eine Irre mit den Armen wedelt, hat Tracy Anderson eine andere DVD mit dem Titel *Dance Cardio Workout* auf Lager. Die ist so unfassbar anstrengend, dass ich nur zwanzig Minuten schaffe. Soweit ich es beurteilen kann, handelt es sich um ein rätselhaftes Gehüpfe zu den lieblichen Piepstönen der späten Madonna. Dieses Herumhüpfen soll man eine ganze Stunde lang durchhalten. Ich bin hinterher so erledigt, dass ich schlafen gehen muss.

Am nächsten Tag mache ich zum Abendessen Fisch in Salzkruste. Dazu nimmt man einen Fisch, bedeckt ihn mit Kräutern und schüttet dann wirklich eine ganze Packung Salz darüber. Das Ergebnis ist ganz okay. Ich glaube, der Fisch hätte mir besser geschmeckt, wenn ich Thai-Chilis mögen würde, aber leider mag ich keine Thai-Chilis – jedenfalls nicht besonders. Beim Nachkochen der Rezepte rede ich manchmal mit meinem Gwyneth-Buch, als wäre es Gwyneth persönlich. Ich sage beispielsweise: »Das ist aber ganz schön viel Salz, Gwyneth«, oder: »Goji-Beeren sind *wirklich* besser, wenn man sie vorher in Wasser einweicht. Danke, Partnerin!«

Dies ist der letzte Tag meiner Detox-Woche, und ich muss sagen, es war großartig! Ich hatte nie Hunger. Mir hat fast jedes Gericht geschmeckt, und die Tränensäcke unter meinen Augen sind auch deutlich zurückgegangen. Ich fühle mich sogar ein bisschen wacher. Wahrscheinlich, weil ich keine Tomaten mehr esse.

Tag 8

Heute will ich Gwyneths vegane Küche ausprobieren. Ihre veganen Sesam-Pancakes sind ein Gedicht. Sie schmecken wie normale Sesam-Pancakes, nur dass sie ohne Gluten und Milchprodukte auskommen. Gwyneths Version der veganen Ernährung unterscheidet sich nicht wesentlich von ihrer Detox-Diät, nur dass es kein Fleisch und keine anderen tierischen Produkte gibt. Wussten Sie übrigens, dass Gwyneth zum Geburtstag ihrer Tochter Apple eine vegane Party veranstaltet hat?

Tag 9

Einmal gestand Gwyneth im Gespräch mit der *New York Daily News*, dass sie »lieber sterben würde, als [ihrem] Kind zu erlauben, eine Tütensuppe zu essen.« Das führt mich zu der Frage: Würde es wohl Spaß machen, sich wie Gwyneths Kind zu ernähren? Und wissen Sie was? Es *macht* Spaß! Zum Frühstück backe ich ihre »Buttermilch«-Pancakes. (Die sind vegan und glutenfrei, statt Buttermilch verwendet man Zitronensaft und Sojamilch.) Sie sind richtig gut, allenfalls ein bisschen klebrig. Ihr Thunfischsalat mit Vegenaise und Dijon-Senf ist auch nicht zu verachten! Bis jetzt ist es schön, Apple und Moses zu sein, nicht nur weil die zwei die ganze Zeit Avocados pflücken und Holzofen-Pizza essen.

Um nach den Fleischklößchen meinen Ruf wiederherzustellen, lade ich wieder ein paar Leute ein. Diesmal habe ich Tacos als Hauptspeise geplant. Tacos mag jeder. Außerdem backe ich einen Kuchen ohne Ei und Milch. Die Tacos sind ein voller Erfolg. Gwyneths selbstgemachte Chipotle-Salsa ist so gut wie die beim Chipotle Mexican Grill. Ich bin unheimlich stolz auf Gwyneth und kann es nicht verbergen. Als die Gäste meine Tacos loben, sage ich Dinge wie: »Bedankt euch bei Gwyneth!«, oder: »Dieses Kochbuch ist echt toll. Keine Ahnung, wie sie das macht.« Ich frage niemanden nach seiner Jeans. Der Kuchen allerdings ist eine andere Geschichte. Er ist krümelig und schmeckt nach Trockenpflaumen, aber das ist vermutlich meine Schuld. »Ich mag die Tacos«, antwortet einer meiner Freunde, als ich ihn frage, wie er den Kuchen findet.

Tag 10

Ich habe meine Gwyneth-Diät beendet und bin zwei Kilo leichter. Ich habe viel straffere Arme, weil ich jeden Tag hysterische Anfälle hatte. Ich freue mich wirklich darauf, endlich wieder Brot, Milchprodukte und Eier essen zu dürfen. Aber als ich es dann nach zehn Tagen zum ersten Mal wieder tue, habe ich am nächsten Morgen einen großflächigen Ausschlag auf einer Wange, mit dem ich aussehe wie das Phantom der Oper. Bin ich tatsächlich allergisch gegen diese Lebensmittel? Nach einer Weile verschwindet der Ausschlag wieder, mein Misstrauen gegenüber Brot jedoch bleibt bestehen.

Was habe ich durch Gwyneths Diät gelernt? Es ist eine phantastische Art, zu leben. Wenn ich dabei nicht pleitegehen würde, würde ich mich jeden Tag genau so ernähren wie sie. Ihr Essen ist gesund, lecker und sättigend; die Rezepte sind nicht besonders kompliziert; und man vermeidet hässlichen Ausschlag im Gesicht, den man zuvor anscheinend einfach hingenommen hat. Wenn das Leben auf der anderen Seite vom Zaun so aussieht, dann will ich es auch! Danken wir Gwyneth dafür, dass sie die Welt an ihren großartigen Tipps teilhaben lässt.

Einmal war Gwyneth auf einer spirituellen Einkehr in Arizona. Sie wanderte in den Sedona Mountains, und die Felsen sagten ihr: »Du kennst die Antworten. Du bist deine eigene Lehrerin.« Ich finde, die Felsen haben recht.

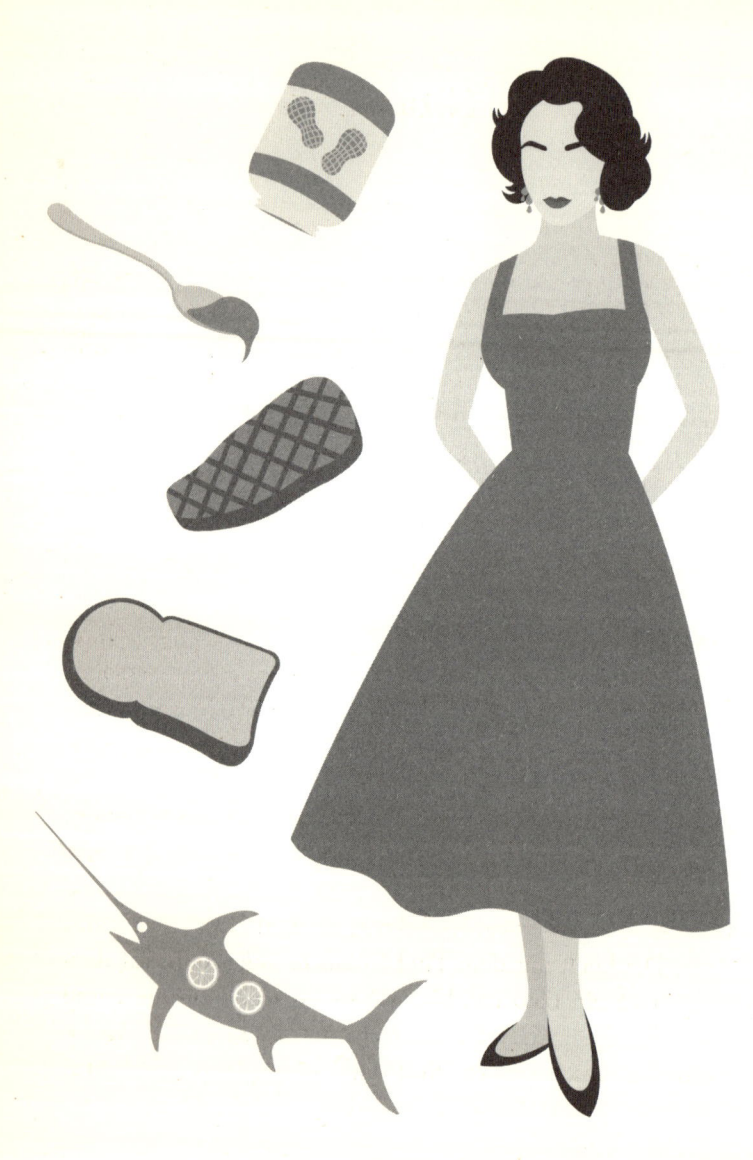

3. Ich versuche mich an
Elizabeth Taylors Diät

Im Jahr 1960, als sie gemeinhin als die schönste Frau der Welt galt, sah Elizabeth Taylors Speiseplan in etwa so aus: Rührei, Speck und ein Glas Sekt mit Orangensaft zum Frühstück. Ein ausgehöhltes Stück Baguette, gefüllt mit Erdnussbutter und Speck, zum Mittagessen. Und zum Abendessen ein wahres Festmahl: paniertes Hühnchen, Erbsen, weiche Brötchen, Bratensauce, Kartoffelpüree, Maisbrot, hausgemachte Kartoffelchips, Trifle – eine unerhört kalorienreiche englische Süßspeise – und ein Glas Jack Daniels.

Doch wie alle großen Epochen der Weltgeschichte ging auch die Ära von Taylors kalorienreicher Ernährung irgendwann zu Ende. Während ihrer fünften Ehe nahm sie ziemlich stark zu, bis sie irgendwann 81 Kilo »und ein paar Zerquetschte« auf die Waage brachte. Daraufhin hungerte sie sich bis auf 55 Kilo herunter. Bei 54 Kilo angekommen, merkte sie, dass ihr Busen im Verschwinden begriffen war, also aß sie sich »schleunigst wieder ein bisschen Fleisch auf die Rippen!« Das schrieb sie so zumindest 1987 in ihrem Diätbuch mit dem Titel *Elizabeth Takes Off*. Auf dem Cover ist ein Foto von Liz, wie sie geradeaus in die Ferne schaut, als würde ihr Blick magnetisch von etwas angezogen. Das Buch war ein Bestseller in den USA, wird mittlerweile jedoch nicht mehr aufgelegt.

Als erklärter Diät- und Liz-Taylor-Fan brannte ich natürlich darauf, ihren Ernährungsplan zu testen. Denn wie konnte eine Frau, die von allem das Beste schätzte – Essen, Pelze, Männer, Diamanten –, eine schlechte Diät erfinden? Das war ein Ding der Unmöglichkeit. Dachte ich.

Vorbereitung

In den Tagen, bevor ich mit der Diät beginne, lese ich *Elizabeth Takes Off*. »Man ist viel zu sehr auf Kalorien fixiert«, schreibt Liz unbekümmert. Ich nicke. »Es ist einfach verlockend, sich zu sagen: ›Hmm ... ich könnte entweder 20 Kartoffelchips à 230 Kalorien oder 170 Gramm Hühnchen à 310 Kalorien essen‹ ... Das ist keine Art abzunehmen.« Klingt sehr vernünftig, wie ich finde. Mathematik war immer schon meine persönliche Geißel. Doch während ich durch die Rezepte blättere, kommen mir erste Bedenken. Hüttenkäse mit Crème fraîche? Steak mit Erdnussbutter? Jeden Morgen trockenen Toast zum Frühstück? Das klingt ziemlich scheußlich, aber wer bin ich schon, Liz Taylor zu hinterfragen? Sie schreibt, sie sei während ihrer Diät »praktisch nie hungrig«.

Im Buch geht es eigentlich kaum ums Essen, obwohl es doch ein Diätbuch sein soll. Dafür gibt es zahlreiche Fotos und Einblicke in Liz' Privatleben. Sie ist der Auffassung, dass ihre »altmodischen Ansichten« der Grund sind, weshalb sie so oft verheiratet war. »Im Grunde meines Herzens bin ich eine Spießerin«, schreibt sie. Genau wie ich, Elizabeth!

Tag 1

Das Frühstück bei der Liz-Taylor-Diät ist immer gleich: trockenes Toastbrot und ein Stück Obst. Trockenes Toastbrot ist etwas Komisches – wie ein Kräcker, bloß innen weich. Heute Morgen bekomme ich den Toast irgendwie nicht herunter, also esse ich nur das Obst. Schon eine Stunde später knurrt mir der Magen wie verrückt. Zum Abendessen mache ich Schwertfischfilet nach Liz' Rezept, welches im Wesentlichen darin besteht, dass man den Fisch mit Zitronensaft beträufelt und dann in den Ofen schiebt. Das Ergebnis schmeckt wie alter Schuh mit Zitronenaroma.

Der einzige Lichtblick ist, dass ich keinen Sport treiben muss. Liz' Haltung zu körperlicher Ertüchtigung ist bestenfalls ambivalent; eins der Kapitel in ihrem Buch trägt die Überschrift »Aerobic-Übungen. Das Richtige für Sie?« Eine Übung besteht darin, sich auf die Zehenspitzen zu stellen.

Tag 2

Heute soll ich mir zum Abendessen ein Steak braten und es auf eine mit Erdnussbutter bestrichene Scheibe Brot legen. Obwohl ich so einen Hunger habe, dass ich glatt meine eigene Hand vertilgen könnte, kann ich diese absonderliche Zusammenstellung nicht essen. Der Fleischsaft vermischt sich mit der Erdnussbutter zu einem unappetitlichen öligen Schleim. Ich beiße dreimal ab, den Rest schmeiße ich in den Müll.

Elizabeth Takes Off stellt auch einige mentale Abnehmtechniken vor. Zum Beispiel soll man als Ansporn ein Bild von sich, auf dem man möglichst dick aussieht, an den Kühlschrank kleben. Liz will gehört haben, dass Debbie Reynolds ein Foto von ihr auf diese Weise missbraucht hat, nachdem Liz ihr den Ehemann ausgespannt hatte. (Eddie Fisher war Debbies erster Mann und Liz' vierter.) »Falls Sie meinen, dass ein Foto von mir als Miss Piggy Sie inspiriert«, schreibt Liz, »nur zu – pinnen Sie es an Ihren Kühlschrank, ich habe nichts dagegen.« Ich reiße das Bild von Liz lieber nicht aus dem Buch und klicke mich stattdessen durch meine Facebook-Fotos. Keines ist besonders schmeichelhaft.

Tag 3

Am dritten Tag der Diät habe ich so einen Bärenhunger, dass ich beschließe, einen von Liz' berühmten Dips auszuprobieren. Man soll nämlich jeden Tag um 15 Uhr einen Dip mit verschiedenen rohen Gemüsen essen. Also verrühre ich am Nachmittag Crème fraîche, Blauschimmelkäse, Essig und eine Schalotte miteinander. Ich tauche ein Brokkoliröschen hinein und esse es. Es schmeckt nicht schlecht, allerdings ziehe ich damit im Büro viel Aufmerksamkeit auf mich. Der Dip riecht leicht nach faulen Eiern, und als ich mich später jemandem vorstelle, halte ich während des ganzen Gesprächs lässig ein Brokkoliröschen mit Dip in der Hand. Im Verlauf des Tages muss ich immer wieder daran denken. »Warum habe ich den Brokkoli nicht einfach weggelegt?«, frage ich mich, aber mir fällt keine Antwort ein. Sagen wir einfach, dass es mich *nicht* an die Anekdote erinnert, wie Mike Todd (Liz' dritter Mann) bei ihrer allerersten Begegnung auf einer Jacht zu ihr sagte: »Meine Liebe, in Ihnen schlummert ja eine Intellektuelle.«

Am Abend habe ich wieder ein paar Freunde zu Besuch. Für sie mache ich Tacos, für mich selbst ein Ratatouille nach Liz' Rezept. Dafür muss ich verschiedene Gemüse in Tomatenmark kochen und mit dem Löffel essen. Das Ergebnis ist Lichtjahre von dem französischen Essen im gleichnamigen Pixar-Film entfernt. (Fand es außer mir noch jemand eklig, dass Ratten Ratatouille kochen? Ich weiß, das soll ein Wortwitz sein, trotzdem finde ich es abstoßend.)

Silberstreif am Horizont: Ich mixe Liz' Lieblingscocktail, den sie und Rock Hudson immer am Set von *Giganten* getrunken haben. Offenbar war der Dreh die reinste Hölle, und um einigermaßen bei Laune zu bleiben, tranken Rock und Liz permanent Alkohol. Während eines dieser »Gelage« kreierte Liz das, was sie selbst als »den besten Drink, den [sie] je probiert hatte«, bezeichnet – eine Kombination aus Hershey's Schokosirup, Wodka und Kahlúa. Meine Freunde können den Drink nicht ausstehen, aber mir schmeckt er. In jedem Fall ist er die stimmigste Geschmackskombination, die mir seit Tagen untergekommen ist.

Tag 4

Inzwischen ist mir klargeworden, dass ich trockenes Brot *liebe*. Es ist so köstlich, warum war mir das früher gar nicht bewusst? Wirklich. Mit Abstand das Beste, was ich je gegessen habe.

Tag 5, 6 und 7

Liz ist überzeugte Anhängerin einer Praktik, die sie »kontrolliertes Vollstopfen« nennt. Sie sagt, sie habe ihr sehr dabei geholfen, ihre Diät durchzuhalten. »Kontrolliertes Vollstopfen« bedeutet, dass man zu einer Mahlzeit am Tag alles isst, was man möchte. Man darf seinen »wildesten Essensphantasien« freien Lauf lassen. Bei einem kontrollierten Vollstopfen hat Liz zum Beispiel eine ganze Pizza und danach noch ein Eis mit heißer Schokoladensauce verdrückt.

Bei meinem kontrollierten Vollstopfen esse ich wie die Liz aus alten Zeiten: ein Erdnussbutter-Speck-Sandwich und paniertes Hühnchen. Es schmeckt phantastisch, aber hinterher ist mir richtig schlecht. Vielleicht ist mein Magen durch das wenige Essen geschrumpft.

Tag 8

Eigentlich steht für mich heute Abend Seezungenfilet auf dem Speiseplan, allerdings bin ich mit Freunden verabredet. Ich schleife sie also in ein ausgestorbenes Restaurant – das einzige in der näheren Umgebung, in dem Seezunge angeboten wird. Dafür muss ich jede Menge Spott über mich ergehen lassen. Ich kann es ihnen nicht verübeln, habe ich doch eine von Liz' goldenen Regeln verletzt. »Wenn Sie Diät machen, seien Sie diskret«, schreibt sie. »Es ist nicht nötig, Ihren Bekannten Bericht zu erstatten, als wären sie Ihre befehlshabenden Offiziere im Großen Krieg gegen das Fett. Selbst Ihre treuesten Freunde werden Sie damit irgendwann langweilen.«

Ich muss befürchten, dass meine Freunde nach dem See-zungen-Vorfall sehr gelangweilt von mir sind. Sie mampfen alle mit säuerlicher Miene Mozzarellasticks, während ich ihnen erkläre, dass Seezunge kein Problem ist, solange man sie nicht mit Krebsfleisch füllt, und wie sehr es mich schmerzt, die Krebsfleischfüllung aus der Seezunge heraus-pulen zu müssen, weil ich eigentlich viel zu hungrig bin, um auf die zusätzlichen Kalorien zu verzichten. Als ich nach Hause komme, habe ich einen solchen Kohldampf, dass ich mir eine Portion »neue Kartoffeln mit Minze« koche, eine matschige Sauerei aus Minzblättern und Kartoffeln.

Tag 9, 10 und 11

Ich fahre mit meiner Familie in den Kurzurlaub nach Cape Cod. Meine Mutter findet, dass ich schlank aussehe, ekelt sich jedoch vor dem Dip, den ich esse. Meine Familie schlemmt jeden Abend eine andere Köstlichkeit – wie Spa-ghetti Bolognese –, während ich irgendetwas Widerliches esse, wie zerkochten Schwertfisch. Ich gehe an den Strand, starre aufs Meer hinaus, denke an Essen und daran, wie sehr es mir fehlt. Das muss das genaue Gegenteil davon sein, wie Taylor Swift sich fühlt, wenn sie in Cape Cod ist.

Tag 12 und 13

Nackter Hunger treibt mich dazu, Hüttenkäse mit Crème fraîche zu mischen und über eine Portion Obst zu schütten, wie von Liz empfohlen. (Zuvor habe ich die Crème fraîche immer weggelassen.) Die Mischung sieht aus wie saure

Milch und schmeckt leider auch so. Absolut widerwärtig. Kommen Sie bloß nie auf die Idee, das nachzumachen.

Kleine Randbemerkung: Kalbfleisch ohne alles ist ungenieß-bar – ein bisschen so, als würde man einen Pappkarton essen, der lange in der Sonne gelegen hat. Muskatnuss auf Gemüse ist eine knifflige Angelegenheit. Allerdings färbt Liz' Attitüde auf mich ab. Ich fange an, ihren Kleidungsstil nachzuahmen, so wie man ihn im Bildteil des Buches sehen kann. Angetan mit engeren Hosen und größeren Ohrringen, spiele ich mit dem Gedanken, einen Hotelier oder einen Shakespeare-Darsteller zu heiraten. Leider habe ich keine Ahnung, wo ich die treffen könnte. Vielleicht auf einem Flughafen.

Tag 14

Ich beschließe, Liz' Thunfischsalat zu machen. Laut Rezept werden dazu Tomatenmark, Thunfisch, Grapefruit, Schalot-ten und Mayonnaise miteinander vermengt. Verhalten sich diese ungleichen Aromen zusammen wie ein Experiment der Molekularküche? Nein, das tun sie nicht. Eher schme-cken sie nach etwas, was eine Katze mögen würde.

Tag 15

Ich beende die Diät! Ich springe bei meiner Mutter auf die Waage und stelle fest, dass ich drei Kilo abgenommen habe. Außerdem bin ich hungriger als jemals zuvor in meinem Leben.

Doch ich bin auch zu einer neuen Wertschätzung von Liz Taylors unverwüstlicher Persönlichkeit gelangt. Selbst wenn sie in *Elizabeth Takes Off* Mahlzeiten schildert, wie man sie sich widerlicher kaum vorstellen könnte, bleibt sie humorvoll und selbstironisch. Sie rechtfertigt sich nicht für ihre vielen Ehen und tratscht munter über ihren großen Freundeskreis und ihre Abneigung gegen den Filmproduzenten Louis B. Mayer. Kurz, sie ist eine coole Braut ohne jeden Sinn für gutes Essen.

Am Ende eines Kapitels beschreibt Liz eine Geburtstagsparty. Als Partygeschenk für die weiblichen Gäste verteilte sie Strass-Nachbildungen des Taylor-Burton-Diamanten. »Geschmacklos, sicher, aber ich fand's großartig«, schwärmt Liz. So ungefähr geht es mir mit ihrer Diät.

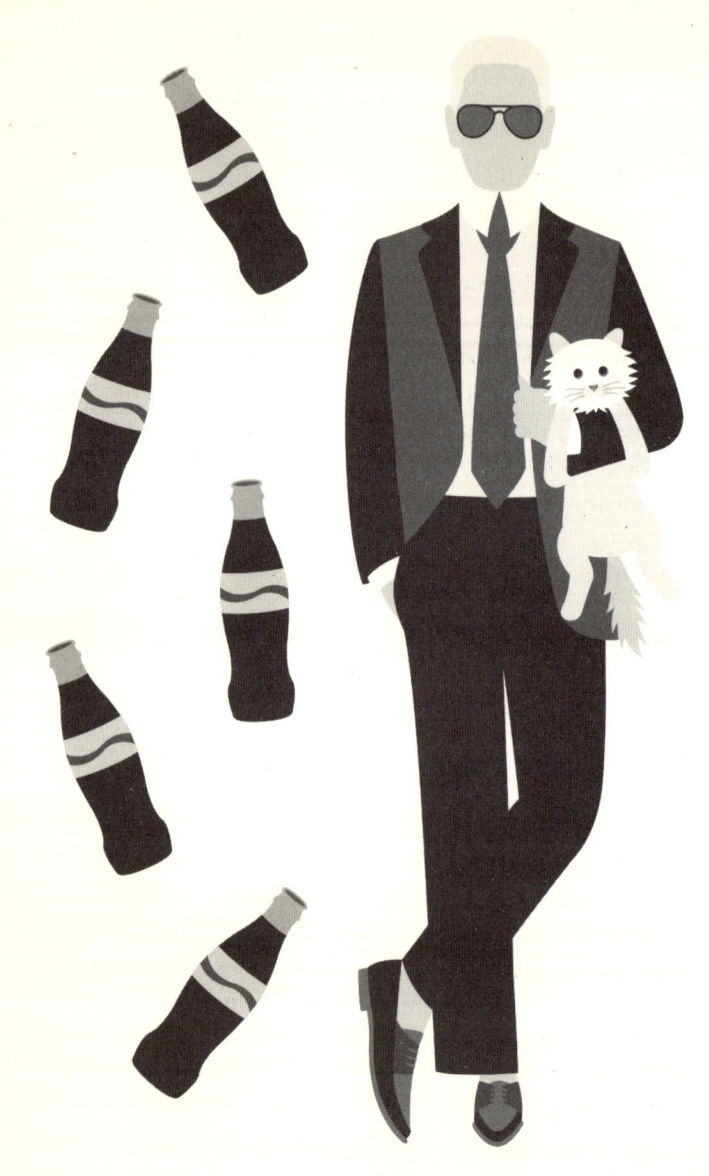

4. Ich versuche mich an
Karl Lagerfelds Diät

Die meisten Menschen kennen Karl Lagerfeld, den Chef-designer von Chanel, als einen Mann mit weißem Zopf, dünn wie ein Windhund. Das war nicht immer so. Obwohl er schon immer weiße Haare hatte (Karl liebt das achtzehnte Jahrhundert, weil da *alle* weißes Haar hatten), war der Karl der neunziger Jahre um einiges korpulenter und trug transparente Jacken und riesige hölzerne Fächer um den Hals. Er sah lustig aus – oder hätte lustig ausgesehen, wenn da nicht der Fächer gewesen wäre.

Mit dem Heraufdämmern des neuen Jahrtausends allerdings beschloss Karl, radikal abzuspecken. Seinen eigenen Aussagen zufolge waren die Gründe dafür »vollkommen oberflächlich«. Karl wollte sich einfach »anders kleiden, wollte das tragen, was der Designer Hedi Slimane, der […] jetzt bei Dior Homme ist, für Männer entwarf«. Ihm wurde klar, dass er »für diese Art Mode […] 40 Kilo, vielleicht sogar ein bisschen mehr« würde abnehmen müssen. Indem er sich einer strikten, von Abnehm-Guru Dr. Jean-Claude Houdret entwickelten Diät unterzog, verlor er die 40 Kilo innerhalb eines Jahres. Dieser dramatische Gewichtsverlust wurde in der Modewelt so heiß diskutiert, dass Lagerfeld darüber ein Buch mit dem Titel *Die 3-D-Diät* schrieb. Es wurde ein Bestseller in Frankreich – wie hätte es auch anders sein sollen?

Karl Lagerfeld hat eine Katze mit Namen Choupette, die ich immer gemocht habe. (Sie weiß, wie man ein iPad bedient, und sie hat zwei Zofen, eine für tagsüber und eine für nachts.) Also wollte ich, gewissermaßen als Hommage an sie, die Karl-Lagerfeld-Diät unbedingt ausprobieren. Außerdem muss jede Diät, mit der man in einem Jahr 40 Kilo abnimmt, zumindest effektiv sein.

Vorbereitung

Ich kaufe Karls Buch und trage es aus dem Buchladen nach Hause. Das Coverfoto zeigt Karl in Bootcut-Jeans (die er heute vermutlich furchtbar fände), den gestrengen Blick in die linke Ecke des Schutzumschlages gerichtet. Er wirkt gleichzeitig verärgert und wild entschlossen abzunehmen, so wie ich.

Ich betrachte zunächst lange Zeit das Cover – ungefähr mit derselben Inbrunst, mit der der fünfjährige Karl früher das Gemälde weißhaariger Aristokraten aus dem achtzehnten Jahrhundert betrachtet haben muss, das in seinem Elternhaus hing –, erst dann schlage ich das Buch auf. Ich sehe ein großes Foto von Lagerfelds Diät-Arzt Dr. Jean-Claude Houdret, der einen langen Salvador-Dalí-Schnurrbart mit gezwirbelten Spitzen trägt. Dr. Houdret ist der Erfinder des Spoonlight-Programms – einer französischen Diät, die eine Kombination aus extrem teuren Eiweißpulvern und winzigen Portiönchen echter Nahrung vorsieht. Wie sich herausstellt, wurde der Großteil von Karls Diätbuch von diesem Doktor verfasst. Für ein Diätbuch ist es in einem sehr literarischen Stil gehalten. Das Schlusskapitel ist eine weitschweifige

Abhandlung über den Dandyismus in der heutigen Gesellschaft. Man glaubt sofort, dass der gute Doktor sich mit
diesem Thema auskennt – bei dem Schnurrbart.

Damit sei keinesfalls behauptet, Karl hätte an dem Buch
nicht mitgeschrieben. Das hat er sehr wohl. Hin und wieder stößt man auf eine von ihm verfasste Passage, unter
der dann netterweise immer seine Initialen »KL« stehen.
Außerdem beginnt das Buch mit einem von Ingrid Sischy
geführten Interview, in dem Karl die Vorgeschichte der Diät
schildert und sagt, dass er sich gar nicht mehr an den dicken Mann erinnern könne, der er vor zwei Jahren gewesen
sei. Inzwischen sei er so diszipliniert, dass Essen für ihn
überhaupt keine Versuchung mehr darstelle. Abgesehen von
dem Interview (das recht lang ist und sich auch ein bisschen wiederholt) enthält das Buch noch mehrere Abschnitte
über Schönheitschirurgie und Hautpflege sowie persönliche
Anekdoten eines jungen, unerfahrenen Mediziners aus der
Feder von Dr. Salvador Dalí. Schließlich, irgendwo in der
Mitte des Buches, finde ich sogar etwas über die Diät. Es
gibt mehrere Varianten, darunter eine 900-Kalorien-Diät,
bei der man sich ausschließlich von »Proteingaben in Tüt-
chen« und Gemüse ernährt. Sie ist für harte Fälle und eine
extreme Gewichtsreduktion gedacht. Ich beschließe, lieber
die Finger davon zu lassen, zumal ich in meinem Leben
bereits genug durchgemacht habe. Überhaupt ist die mitt-
lere Version die von Karl bevorzugte – eine Kombination aus
magerem Eiweiß, Gemüse und mehr »Proteintütchen«, bei
der man sage und schreibe 1200 Kalorien am Tag zu sich
nehmen darf. Hinten im Buch stehen auch einige Rezepte,
die auf mich einen sehr geheimnisvollen und französischen
Eindruck machen.

Karl sagt, auf Diät sei man »ein General in einer Armee aus einem Soldaten, den man vor sich hat. Den muss man instruieren, und er muss das tun, was man von ihm verlangt.« Das gilt natürlich unabhängig davon, wie der arme Soldat das findet. Und so beginne ich den Tag mit dem, was Karl als sein »Winter-Frühstück« bezeichnet: eine Scheibe getoastetes Brot, ein Ei (nicht in Öl gebraten, denn das wäre gar zu appetitlich), Saft, Joghurt und eine Cola light. Es ist das karge Mahl eines Gefängnisinsassen, aber es erfüllt seinen Zweck.

Danach beschließe ich, meine Mutter anzurufen. Ich gebe offen zu, dass meine Mutter nicht so lustig und interessant ist wie Karl Lagerfelds Mutter. Karl Lagerfeld erzählt in Interviews gern, wie seine Mutter dem kleinen Karl einst sagte, seine Hände seien »nicht so toll«, deshalb solle er bloß nie das Rauchen anfangen. Außerdem fand sie die Geschichten, die er ihr erzählte, »ungeheuer langweilig«, weil er erst sechs war, und er sei zwar halbblind, aber Kinder mit Brille seien »das Hässlichste, was es auf der Welt gibt«, deswegen kaufte sie ihm nie eine Sehhilfe. Sie hatte großen Einfluss auf Lagerfelds Leben.

Nach dem Anruf fange ich an, Cola light in mich hineinzuschütten. Lagerfeld trinkt bis zu zehn Cola light am Tag, also muss ich mich ranhalten. Nach meiner dritten Cola werde ich zittrig; nach der vierten stelle ich fest, dass ich so zittrig bin, dass ich mein Mittagessen (Proteintütchen) nicht runterbringe und auch nicht dazu in der Lage bin, zu schreiben oder mich auf irgendetwas zu konzentrieren. Also fange ich an, im Zimmer auf und ab zu gehen, was mir auf einmal wie eine absolut notwendige Tätigkeit erscheint. Nach meiner letzten Cola light knicke ich ein und schaue mir das Finale von *Der Bachelor* an. Ich rechtfertige diese sinnlose, aber emotional stimulierende Aktivität damit, dass Karl ein unersättlicher Konsument von Kultur ist und 300 iPods besitzt. Zum Abendessen gibt es Lachs mit Rosenkohl. Danach habe ich bestialischen Hunger, obwohl ich immer noch ganz zittrig bin. Nach dem Ende der Sendung bleibe ich bis 7 Uhr früh wach und lese, was Choupette so mit ihrem iPad anstellt. (Sie ist eine Katze, ergo: nichts.)

Tag 2

Heute stehe ich sehr viel später auf als gewöhnlich. Ich habe verschlafen, weil ich noch so lange gelesen habe – etwas, das Karl niemals passieren würde. Karl schläft jede Nacht exakt sieben Stunden, unabhängig davon, um welche Uhrzeit er ins Bett geht. Aber Karl liest auch unter einem Baldachin in einem Zimmer mit Blick auf den Louvre und trägt ein weißes Nachthemd, das einem Modell aus dem siebzehnten Jahrhundert nachempfunden ist, welches er einmal im Victoria and Albert Museum gesehen hat. Meine selbstauferlegte Strafe ist Karls »Sommer-Frühstück«, das noch kärglicher ist als sein »Winter-Frühstück«. (Was der Zweck von Jahreszeiten-Gerichten fürs Frühstück und nur fürs Frühstück ist? Keine Ahnung.) Es besteht im Wesentlichen aus Obst und Joghurt. Es fällt mir sehr schwer, nicht doch eine Scheibe Toast dazu zu essen, aber Karl sagt: »Für mich besteht der Höhepunkt des Luxus heute darin, noch eine zusätzliche Scheibe Vollkorntoast zu essen.« Für Karl ist Vollkorntoast das Beste überhaupt. Ich muss ihm recht geben.

Zum Abendessen koche ich eins der Gerichte aus dem hinteren Teil des Diätbuchs, und zwar »Kalbsragout mit Zwetschgen«. Im Supermarkt gibt es keine Zwetschgen, also nehme ich stattdessen Backpflaumen. Das schmeckt nicht ganz so gut. Ich lechze nach zusätzlichen Kalorien, also trinke ich ein Glas Rotwein. Dr. Dalí empfiehlt zwei Gläser pro Tag. Aufzeichnungen eines jungen Arztes!

Tag 3

Normalerweise lädt Karl Lagerfeld keine Gäste zu sich ein (»Für Leute wie mich ist Einsamkeit der Höhepunkt des Luxus«, hat er einmal gesagt), aber er hat ein Rezept für flambierte Wachteln – ein Gericht, das ich noch nie probiert habe. Kann man überhaupt allein Wachtel essen? Anscheinend schon, denn obwohl ich zwei Wachteln kaufe (für 17 Dollar; Karl ist noch so einer mit einem gigantisch hohen Lebensmittel-Budget), findet sich niemand, der sie mit mir verspeisen will, und das, obwohl ich ganz flehentlich darum bitte. Ich muss meine Freunde bis an die Grenzen ihrer Belastbarkeit getrieben haben, und die Wachteln sind nun endgültig zu viel. Das erscheint mir nur passend. Karl sagt: »Wenn man nicht so ein Langweiler ist wie ich, dann funktioniert [die Diät] nicht. Und wenn man so langweilig ist, muss man versuchen, das mit Witz und leichter Konversation wettzumachen.« Ehrlich gesagt, fehlt mir heute Abend ohnehin die Kraft für eine solche Inszenierung.

Wenn ich schon mutterseelenallein flambierte Wachtel essen soll, darf der Rest der Mahlzeit natürlich nicht minder grandios ausfallen. *Das* heißt es, in der heutigen Zeit ein

Dandy zu sein. Ich beschließe, mir ein traditionelles mehrgängiges französisches Menü nach Rezepten aus Lagerfelds Buch zu kochen. Der erste Gang ist französische Zwiebelsuppe. Die Zwiebeln werden ohne Butter angeschwitzt (in allen anderen Zwiebelsuppe-Rezepten, die mir bisher begegnet sind, werden die Zwiebeln immer in einem halben Päckchen Butter angeschwitzt); immerhin darf man ein wenig Gruyère und Croûtons hinzugeben. Durch das Fehlen der Butter ist die Suppe seltsam geschmacksneutral wie die Zwiebelsuppe, die ich mal in einer Cafeteria gegessen habe. Trotzdem, eine gewisse Ähnlichkeit mit dem Original ist vorhanden.

Die Wachtel jedoch ist ein Desaster. Für den Fall, dass Sie noch nie eine Wachtel gesehen haben (so wie ich): Das sind dürre kleine Vögel mit riesigen Dinosaurierklauen. Hätte mir zuvor jemand eine Wachtel unter die Nase gehalten und geschrien: »Dieses Tier hat die Tollwut!«, ich hätte es sofort geglaubt. Ich mariniere die Wachtel mehrere Stunden lang in Wein. Dann nehme ich sie aus dem Wein heraus und begieße sie mit Grand Marnier, und dann zünde ich sie an (soll heißen: Ich flambiere sie). Weil ich keine Streichhölzer dahabe, halte ich ein Küchentuch an die Gasflamme meines Herds und werfe es auf die Wachtel. Das klappt erstaunlich gut. Am Ende schmeckt die Wachtel größtenteils nach Wein und verbranntem Küchentuch, aber auch nach winzigen Stückchen Wachtelfleisch. Die Sache mit Wachteln ist eben, dass sie eigentlich gar kein Fleisch *haben*. Sie bestehen nur aus Klauen, mehr nicht. Ich attackiere das Viech mit den Zähnen, trotzdem erbeute ich fast nichts. Ich esse sogar ein Proteintütchen zum Nachtisch, so hungrig bin ich.

Die Diät ist beendet! Ich habe ein Kilo abgenommen und kann inzwischen mit Humor auf den Wachtel-Vorfall zurückblicken, auch wenn dieser im Moment seines Geschehens kein bisschen komisch war. Wie Karl sagt: »Bei einer solchen Diät ist Sinn für Humor eines der wichtigsten Dinge – man nehme es nicht zu ernst, lache über sich selbst, gestehe sich ein, warum man es tut, und rede keinen Blödsinn. Es ist etwas Physisches, und das ist alles. Und man sollte nicht versuchen, etwas anderes daraus zu machen.«

Das ist das Großartige an Karl. Unzählige Promis tun so, als würden sie sich besonders gesund ernähren, obwohl sie in Wirklichkeit Diät halten, weil sie in bestimmte Kleider passen wollen. Solcher Scheinheiligkeit sagt Karl den Kampf an, und er isst sogar Wachteln dabei. Und Choupette darf mit ihm am Tisch sitzen. (Sie bekommt ihr eigenes Futter, keine Wachtel.)

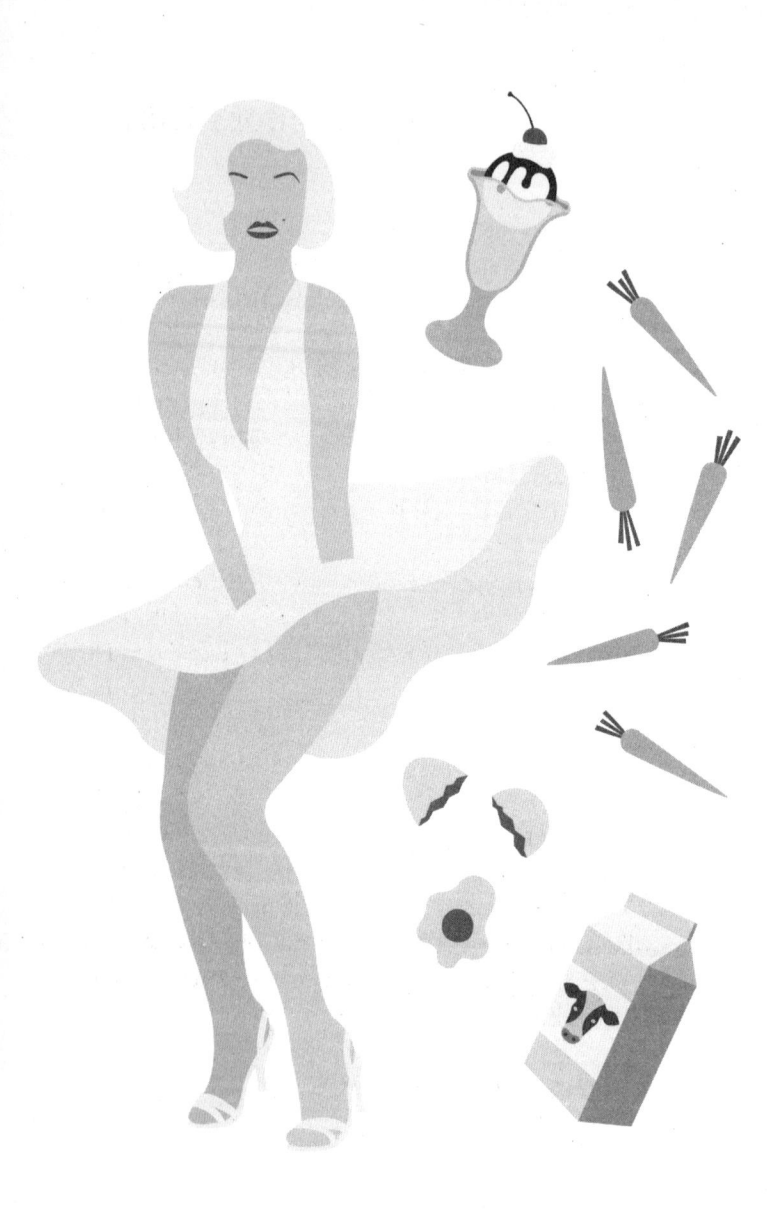

5. Ich versuche mich an
Marilyn Monroes Diät

Im Jahr 1952 gab Marilyn Monroe dem Magazin *Pageant*, das es mittlerweile nicht mehr gibt, ein Interview. Ein ernsthafter Journalist mit scharfem Blick (damit meine ich nicht mich) würde wahrscheinlich finden, dass das Interview zu sehr auf Bilder setzt und auf Zwischenüberschriften à la »Wie man sich am ganzen Körper blond fühlt«. Aber etwas Interessantes hat es doch zu bieten: Marilyn Monroes Diät.

»Ich habe mir sagen lassen, meine Essgewohnheiten seien vollkommen bizarr«, gesteht sie. Direkt daneben sieht man ein Foto, wie sie im Hawaiihemd auf einer Ottomane tanzt. »Ich sehe das nicht so.«

Also, wie sahen diese Essgewohnheiten nun aus? Zum Frühstück verzehrte sie zwei rohe, mit warmer Milch verquirlte Eier. »Ich glaube, kein Arzt könnte einer berufstätigen Frau, die morgens in Eile ist, ein nahrhafteres Frühstück empfehlen.« Das Mittagessen ließ sie ausfallen, und abends aß sie gegrillte Leber, Steak oder Lamm mit fünf Karotten als Beilage. »Ich muss halb Kaninchen sein.« Danach gab es noch ein Eis mit heißer Schokosauce zum Dessert.

Klingt das verrückt oder gar »bizarr«? Mag sein. Doch bin ich durch die Grundsätze meines Berufs nicht moralisch dazu verpflichtet, Marilyns Diät am eigenen Leib zu testen und diese Einschätzung auf ihren Wahrheitsgehalt zu prüfen? Und wie ich das bin! In diesem Geiste beschließe ich, den Schritt ins Ungewisse zu wagen. Außerdem: Die Diät der sexysten Frau aller Zeiten auszuprobieren kann mir wahrscheinlich nur helfen, und ich brauche definitiv Hilfe.

Vorbereitung

Die größte Sorge bereiten mir die rohen Eier. Wie soll man die essen, ohne sich Salmonellen einzufangen? Um auf Nummer sicher zu gehen, fahre ich zum Öko-Supermarkt Whole Foods und kaufe pasteurisierte Eier, die doppelt so viel kosten wie gewöhnliche Eier. Ich nehme sie trotzdem. Außerdem gehe ich an die Fleischtheke und frage dort, ob sie Leber im Angebot haben. Haben sie nicht, aber in ein paar Tagen soll welche reinkommen. Das merke ich mir.

Um auch die letzten Reste von Unbehagen auszuräumen, rufe ich meine Oma an. »Hast du schon mal ein rohes Ei gegessen?«, will ich von ihr wissen. »Nein«, sagt sie. »Aber davon kriegst du Haare auf der Brust.« Ich nicke ins Telefon.

Tag 1

Heute Morgen fange ich mit meiner Diät an. Ich bin voller Vorfreude, aber gleichzeitig habe ich auch Angst, so wie Anne Hathaway, als sie die Oscarverleihung moderieren sollte. Ich hole Milch aus dem Kühlschrank und erhitze sie in einem

Topf. Sobald sie warm ist, gieße ich sie ziemlich anmutig in einen Becher. Dann schlage ich die Eier auf. Sie platschen in die Milch wie zwei große Glibberkugeln. Ich rühre um. Die Dotter zerplatzen und bilden Schlieren, von denen die Milch langsam gelb wird. Es sieht ekelerregend aus. Ich probiere einen Schluck. Zu meinem Erstaunen schmeckt es köstlich! Wie ungesüßter Eierpunsch. Ich trinke den ganzen Becher in weniger als einer Minute leer. »Vielleicht wird diese Diät gar nicht so schlimm«, denke ich mir.

Das Mittagessen ausfallen zu lassen fällt mir hingegen enorm schwer. Meine gequirlten Eier habe ich bereits um 9 Uhr früh getrunken, und den Rest des Tages leide ich entsetzlichen Hunger. Um halb zwei bin ich reif fürs Abendessen, doch das lässt noch bis 20 Uhr auf sich warten. Eine Freundin und ich schmausen je ein halbes Steak mit fünf rohen Karotten. Danach knurrt mir immer noch der Magen. Es ist, als hätte ich überhaupt nichts gegessen. Marilyns Leben war wirklich hart.

Tag 2

Am zweiten Tag wache ich auf und weiß zwei Dinge: Ich habe Hunger und: Heute ist der Tag, an dem es bei Whole Foods die Leber gibt. Ich bin sehr aufgeregt, weil ich noch nie Rinderleber gegessen habe. Während ich meine Eiermilch schlürfe, stelle ich mir vor, wie die Leber zitternd in ihrer Plastikschale auf mich wartet. Wie soll ich sie zubereiten? Schmeckt Leber mit Ketchup?

Nach der Arbeit steige ich, schwindlig vor Hunger, in den Bus zum Whole Foods in der 57th Street. Strahlend trete ich an die Fleischtheke, wo meine Nachfrage zunächst einige Verwirrung stiftet, so dass ich in meinem labilen Zustand fast in Tränen ausbreche. Irgendwann kommt ein Fleischer aus dem hinteren Raum und bringt mehrere sehr blutig aussehende Fleischklumpen mit. Ich quieke vor Freude und mache mich mitsamt der Leber auf den Weg in meine Wohnung. Ich wasche die Blutklümpchen ab und brate die Leber. Sie ist das Schlimmste, was ich je gegessen habe. Sie schmeckt ganz sonderbar, zugleich bitter und fleischig. Ich esse nur ein winziges Stück. Um sie nicht wegschmeißen zu müssen, hacke ich sie klein und gebe sie zusammen mit ein paar Gewürzen, altem Wein und einem Stück Butter in den Mixer. Ich mache Pastete, die ich aufbewahren und mir als Belohnung gönnen werde, sobald ich die Diät hinter mich gebracht habe. Es kostet mich große Überwindung, die Fleischpampe in eine Schüssel zu füllen und ins Tiefkühlfach zu stellen, ohne davon zu naschen. Aber ich schaffe es.

Ich sterbe schier vor Hunger und mache mich an die Zubereitung meines Nachtischs. Marilyn aß ihr Eis früher immer in Wil Wright's Ice Cream Parlor, einer kalifornischen Eisladenkette, die für den extrem hohen Fettgehalt ihrer Produkte bekannt war. Um Marilyns ursprünglichem Eisgenuss möglichst nahezukommen, habe ich das Speiseeis mit dem höchsten Fettanteil und den meisten natürlichen Zutaten gekauft, das ich finden konnte – einmal Schoko und einmal Bourbonvanille. Vermischt schmecken sie gar nicht gut. Ich esse trotzdem alles auf.

Tag 3

Zu Forschungszwecken schaue ich mir mehrere Marilyn-Monroe-Filme an. Dabei stoße ich auf eine bodenlos schlechte Farce, in der sie an der Seite von Yves Montand spielt. Dann google ich Marilyn Monroes Namen und entdecke einen ganzen Gewerbezweig zu dem Thema, wie man am besten Marilyns Stil und Auftreten nachahmt. Es gibt Dutzende von Foren und Artikeln mit Tipps wie »Blinzeln Sie langsam« und »Benutzen Sie Hormoncreme, dann wächst Ihnen ein seidiger Haarflaum im Gesicht.« In einem Forum wird empfohlen, sich abends vor dem Schlafengehen das Gesicht mit Vaseline einzucremen, um die Haut mit extra viel Feuchtigkeit zu versorgen. Halb wahnsinnig vom Nahrungsentzug, probiere ich diesen Tipp aus. Am nächsten Morgen sieht meine Haut phantastisch aus! Trotzdem frage ich mich, wie lange das gutgehen kann, bevor alle meine Poren verstopft sind.

Ich habe so einen Hunger, dass ich mein Abendessen (Lamm) schon um 15 Uhr zu mir nehme. Ich fühle mich müde und kraftlos. Keine Ahnung, ob ich schon abgenommen habe. In mir keimt der Verdacht auf, dass man diese Diät nur durchhält, wenn man gleichzeitig Barbiturate einwirft.

Tag 4

Heute bin ich zum Pizzabacken eingeladen. Das wird eine ganz erlesene Form der Folter. Ich kaufe ein paar Zutaten, esse aber heldenhaft nichts außer ein sehr süßes Eis von

Baskin-Robbins. Als ich auf dem Heimweg in der U-Bahn-Station stehe, ist mir so schwummerig, dass ich fast auf die Schienen kippe. Zu Hause kann ich vor lauter Magenschmerzen nicht einschlafen. Ich glaube, ich muss die Diät abbrechen.

Tag 5

Nach dem Durchhänger gestern lege ich heute eine Pause ein, damit ich nicht umkomme. Ich liege den ganzen Tag faul in der Wohnung und erhole mich. Dabei durchforste ich die Weiten des Internets nach Marilyn-Monroe-Lifestyle-Websites und beschließe, es morgen mit einer anderen Monroe-Diät – der entwässernden Diät – zu versuchen. Das Frühstück besteht aus Cerealien und Fruchtsaft; zum Mittag- und Abendessen gibt es Fisch, entwässerndes Gemüse und sehr, sehr viel Petersilie, und zwischendurch darf man sich hin und wieder einen »Magermilchjoghurt natur« gönnen. Im Vergleich zu dem, was ich hinter mir habe, klingt das wie das Paradies auf Erden.

Tag 6

Diese Diät ist deutlich humaner. Ich habe sogar ausreichend Kraft, um Marilyns Fitnessprogramm zu machen, das sie im *Pageant* als »bruststraffende Übung« beschreibt. Man liegt auf dem Boden, hält kleine Hanteln hoch und lässt sie mit ausgestreckten Armen über dem Kopf kreisen, bis man »erschöpft ist«. Die anderen Besucher im Fitnessstudio halten mich für verrückt, aber das ist mir egal. Ich sterbe fast.

Tag 7, 8 und 9

Wirklich wertvoll ist Marilyns Beauty-Tipp, Highlighter zu benutzen. Damit verhält es sich ähnlich wie mit den pasteurisierten Eiern – ich wusste bislang gar nicht, dass es so etwas gibt! Ich gehe zum Kosmetikladen Sephora, kaufe Highlighter und trage ihn rechts und links neben der Nase sowie zwischen den Augenbrauen auf, wie es in den Foren beschrieben wird. Er deckt super die dicken Pickel ab, die ich von der Vaseline bekommen habe.

Tag 10

Heute ist der letzte Tag der Diät. Um das zu feiern, koste ich von meiner Pastete. Sie schmeckt nach umgekipptem Wein, aber ich streiche sie trotzdem auf einen Kräcker und esse sie. Ja, ich wiege praktisch noch genauso viel wie vorher und habe einen gigantischen, blasenartigen Pickel am Kinn. Aber meine Brüste kommen mir – ein kleines bisschen? – straffer vor, und immerhin muss ich keine rohen Eier mehr trinken.

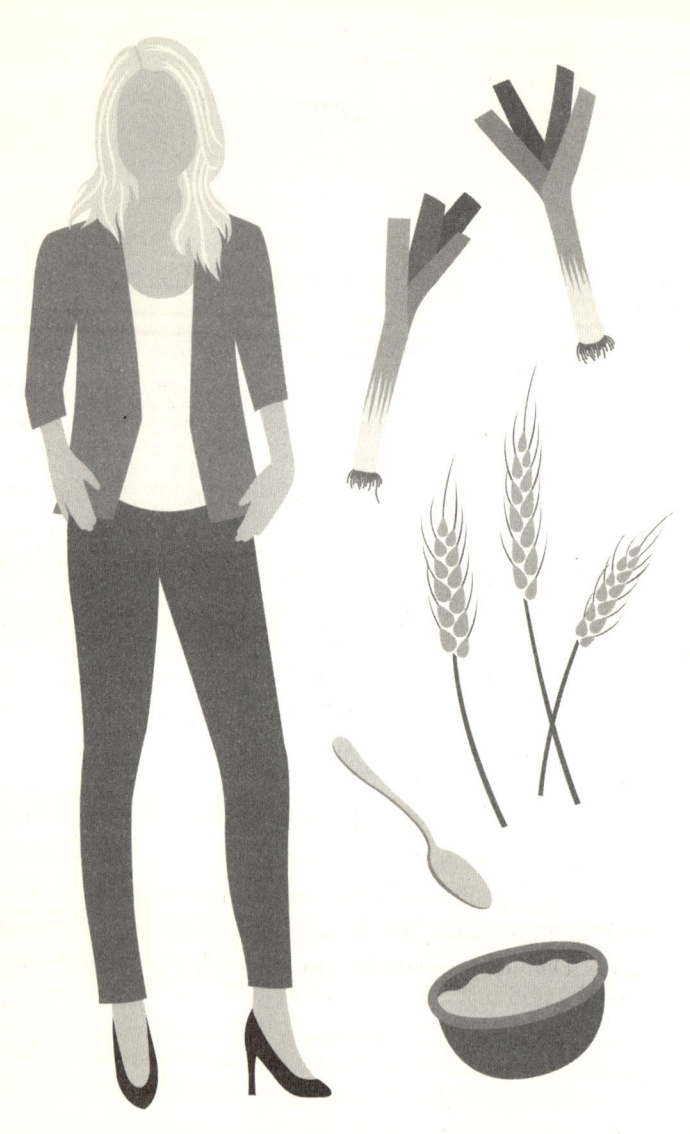

6. Ich versuche mich an
Cameron Diaz' Diät

Cameron Diaz behauptet von sich, früher zu der Sorte Mensch gehört zu haben, die essen, essen und essen kann und nie zunimmt. »In meinen Zwanzigern habe ich von morgens bis abends frittierte Sachen gefuttert«, bekannte sie einmal im Interview mit der *Today*. Dann hatte sie – aus welchem Grund auch immer – irgendwann das Gefühl, sie tue ihrem Körper damit nichts Gutes, und stellte ihre Ernährung auf Lebensmittel um, die gesund, stylish und geschmacksfrei waren, so wie Quinoa und Grünkohl. Ich für meinen Teil begreife das nicht. Wenn ich so viel in mich hineinstopfen könnte, wie ich wollte, und trotzdem dünn bliebe, würde ich jeden Tag zu Burger King gehen und mir einen Rodeo Burger reinziehen. Aber jeder Mensch ist eben anders und einzigartig und so weiter und so fort.

Zum Anlass ihres geänderten Lebenswandels schrieb Diaz ein Buch mit dem Titel *The Body Book*, eine Art ganzheitliches Ernährungshandbuch, das offenbar auch Cams Diät- und Sportprogramm beschreibt. Und leider: Wo immer ein neues Diätbuch auftaucht, bin auch ich zur Stelle – eine schattenhafte Gestalt, die nur darauf lauert, daraus Kapital zu schlagen. *Avanti*, liebe Leser!

Vorbereitung

Die Vorbereitungen für diese Diät sind recht simpel. Abgesehen davon, dass ich das Buch bestelle, schaue ich mir auch noch Camerons PR-Auftritte für *The Body Book* an, unter anderem ihren Auftritt in der *Dr. Oz Show*, wo sie besonders nervös wirkt. Cam sagt etwas Schönes darüber, dass Frauen die stärkste Kraft auf der Welt seien, worauf Dr. Oz mit einem meckernden und leicht höhnischen Lachen reagiert. Den Rest der Sendung verbringt Cam damit, Wasser zu trinken, denn eigenen Angaben zufolge trinkt sie jeden Morgen gleich nach dem Aufwachen ein ganzes Glas Wasser. Das ist ziemlich nervenaufreibend.

Als ich das Buch endlich mit der Post bekomme, stelle ich fest, dass es weniger ein Diätbuch ist als vielmehr ein Versuch über gesunde Lebensführung im Allgemeinen. Es enthält eine lange Abhandlung über das Skelett und eine noch längere Abhandlung über das, was Cameron »weibliche Regionen« nennt, in der es eigentlich um die Periode geht. (Kann ich mal kurz etwas klarstellen? Niemand sollte die Bezeichnungen »weibliche Regionen« oder »Frauenleiden« oder »Damenproblem« benutzen. Es gibt schon genug schauerliche Volkstümelei in der Sprache, auch ohne diesen zahnlosen, pseudofeministischen Quatsch. Es klingt dumm und gekünstelt, wenn man sich so ausdrückt! Sagen Sie nie wieder irgendetwas mit »Frau« oder »Dame« und »Regionen«. Es heißt »Vagina«. Meine Güte.) Insofern erfahre ich nicht allzu viel über ihren tatsächlichen Diätplan – es geht eher um grundlegende Ernährungsregeln wie ein ausgewogenes Verhältnis von Kohlehydraten und Eiweiß und dass man zum Abendessen Lachs und als Snack zwischendurch

Nüsse essen soll. Das ist eine angenehme Überraschung –
und für junge, leicht zu beeinflussende »Damen« (Nein!
Niemals!) auf jeden Fall eine bessere Lektüre als viele andere Diätpläne. Allerdings bringt es mich in meinem Vor-
haben nicht weiter. Ich muss mich Camerons Ernährung
auf anderem Wege nähern. Ihre Interviews! Leider erfahre
ich, dass Camerons Lieblingsessen herzhafter Haferbrei ist.
Mein Gott, ist das wirklich nötig?

Tag 1

Heute will ich versuchen, so zu essen, wie Cameron früher
gegessen hat, bevor sie sich in den gesunden kleinen *Goop*-
Junkie verwandelte, der sie heute ist. Ich werde in ihrer
Vergangenheit schwelgen, den Tagen ihres jugendlichen
Leichtsinns! Ihren Justin-Timberlake-Tagen. Zusammen mit
einer Freundin starte ich mit einem zünftigen Frühstück,
bestehend aus Müsli und einem Pancake. Das ist nicht sehr
Cameron, da sie in jungen Jahren eigentlich fast nie gefrüh-
stückt hat (ein Thema, worauf *The Body Book* ausführlich
eingeht), aber wen kümmert's? Ich habe Kohldampf.

Danach mache ich es mir gemütlich und schaue mir den
Cameron-Diaz-Klassiker *The Counselor* an. Haben Sie *The
Counselor* gesehen? Noch nie habe ich bei einem Film so
viel gelacht. Der ganze Film ist ein wahres Fest des Lachens.
Geht es darin um einen Drogendeal? Wer kann das schon
so genau wissen? An einer Stelle sagt Michael Fassbender
den Satz: »Du hast die saftigsten weiblichen Regionen
(nicht der tatsächlich im Film benutzte Ausdruck) der gesamten Christenheit« – und er ist nicht mal der Einzige, der

im Film das Wort »Christenheit« benutzt. *Alle* benutzen es! Cameron Diaz spielt eine kriminelle Drahtzieherin, die mit Drogen handelt und zwei Geparden als Haustiere hält, die um ihren Pool herumstreichen.

Danach vergehe ich fast vor Hunger, weil ich über *The Counselor* mein Mittagessen vergessen habe (nicht, dass ich es bereuen würde). Ich entscheide mich für eine Mahlzeit, die besonders gut zu Cameron Diaz in ihrer Prä-Gesundheitsküche-Phase passt – eine Mahlzeit, die sie zwei Jahre lang jeden Tag nach der Schule gegessen hat. Ich fahre in ein mexikanisches Restaurant und bestelle mir einen Burrito mit Bohnen und extra Käse. Und Nachos dazu. Beides ist ein Gedicht, und ich habe keinen blassen Schimmer, weshalb Cameron aufgehört hat, sich so zu ernähren.

Tag 2

Heute muss ich leider anfangen, wie die gesunde Cameron Diaz zu essen. Ich wusste ja, dass das irgendwann kommen würde. Ich beginne meinen Tag also mit einem großen Glas Wasser, denn wenn Cameron aufwacht, trinkt sie das immer als Erstes, genau wie sie es in der *Dr. Oz Show* vorgemacht hat. Der Grund dafür ist, dass man über Nacht »allein durchs Atmen austrocknet«. Wenn Cameron ihr Glas Wasser trinkt, verwandelt sie sich von einer »welken Pflanze in eine Pflanze, die vom Regen neu belebt wurde.« Ich verwandle mich von einer müden Frau in eine müde Frau, deren Magen gluckert, weil er voller Wasser ist. Auf zum Frühstück! Eins von Camerons Lieblingsfrühstücken ist »herzhafter Haferbrei«. Dabei handelt es sich augenscheinlich um »al dente gekochten Haferbrei mit karamellisiertem Lauch, grünem Gemüse und Ponzu-Sauce«. Ich koche den Haferbrei, schnipple eine Lauchstange klein und versuche, sie zu karamellisieren. (Sie brennt mir an.) Da mein Supermarkt keine Ponzu-Sauce führt, stelle ich etwas Ähnliches nach einem Rezept aus dem Internet selbst her.

Schließlich füge ich die verschiedenen Bestandteile zusammen. Und wissen Sie, was? Das Ergebnis schmeckt zwar ungewohnt, aber lecker! Die Ponzu-Sauce hat eine eigenartige Note – süß und zitronig, mit einem leichten Sojasaucen-Nachgeschmack –, aber sie passt gut zu dem Lauch.

Als Nächstes gehe ich ins Fitnessstudio, denn Cameron ist angeblich ein Sport-Junkie. Erinnern Sie sich noch an die Zeit, als sie mit dem Baseballspieler A-Rod zusammen war, so unglaublich fit aussah und sie ihn beim Super Bowl mit Popcorn gefüttert hat? Die beiden haben ständig zusammen Sport getrieben.

Ich mache eines ihrer Work-outs, die ich im Internet gefunden und mir ausgedruckt habe. Er ist unglaublich anstrengend! Man muss einen Medizinball werfen, Ausfallschritte machen und sogar ein Gewicht – eine dicke, schwere Stange – kreuzheben, als wäre man ein Muskelmann aus dem neunzehnten Jahrhundert. Dazu fehlen mir die Muckis! Den Rest des Tages tut mir alles weh.

Tag 3

Der nächste Tag, die nächste Portion herzhafter Haferbrei, diesmal in »Plätzchen«-Form. Das ist noch so ein Lieblingsfrühstück von Cam. Dafür muss ich einen Teil des übriggebliebenen Haferbreis von gestern »bei großer Hitze mit einem Schuss Olivenöl« in der Pfanne anbraten und dann ein Eiweiß draufgeben. Ich habe befürchtet, das Ding würde nach nichts schmecken, aber es geht. Sieht aus wie etwas, das ein Muskelmann aus dem neunzehnten Jahrhundert essen würde.

Zum Mittagessen gibt es ein weiteres fades Gericht nach einem von Cameron selbst erdachten Rezept: brauner Reis, Linsen, Quinoa und Grünkohl zusammen in einer Schüssel. Das mag simpel klingen, trotzdem versage ich auf ganzer Linie. Ich lade einen Freund zum Mittagessen ein, denn für spektakuläre Großtaten in Sachen gesunder Ernährung kann ein bisschen Publikum nicht schaden. Wir unterhalten uns eine Zeitlang, ich schütte den Reis und die Linsen in einen Topf und verlasse dann stolz die Küche, weil das Telefon klingelt. Als ich zurückkomme, riecht der Reis als würde er anbrennen. »Könnte es sein, dass dein Reis gerade anbrennt?«, fragt mich mein Freund. »Nein«, sage ich und schaue nach dem Reis. Er ist dermaßen verkohlt, dass ich ein Fenster aufreißen, den Reis in den Müll werfen und den Müll runterbringen muss. Ich mache das Gericht ein zweites Mal, und heraus kommt eine langweilige Reis-Linsen-Mischung. Ich würze sie mit Cholula Hot Sauce, einer scharfen mexikanischen Chilisauce, weil Cameron ein großer Fan von Cholula Hot Sauce ist. Mein Freund zeigt sich wenig beeindruckt.

Später im Fitnessstudio allerdings bin ich sehr fleißig. Ich hebe ein viel höheres Gewicht als gestern, und damit meine ich, dass ich diesmal tatsächlich Gewichte hebe und nicht bloß die Stange.

Am Abend meines letzten Tages der Cameron-Diät beschließe ich, kubanisch essen zu gehen. Kubanisch ist für Cameron das »ideale Seelenfutter.« Ich bestelle Shrimp-Tacos. Sie sind unfassbar lecker, und einmal mehr wird mir vor Augen geführt, was Cameron aufgegeben hat. Wie konnte sie all diesen Köstlichkeiten für einen Haufen Grünkohl ade sagen? Nur der Muskeln wegen?

Trotzdem, man kann sie nur bewundern; Cameron versucht einfach (tapfer), gesund zu leben, statt irgendein groteskes Diät-Evangelium zu predigen. Tatsächlich habe ich nach der Cameron-Diaz-Diät sogar ein bisschen Gewicht zugelegt, dafür fühle ich mich stärker, und mein Hautbild hat sich gebessert. Wahrscheinlich geht es im Leben um kleine Siege.

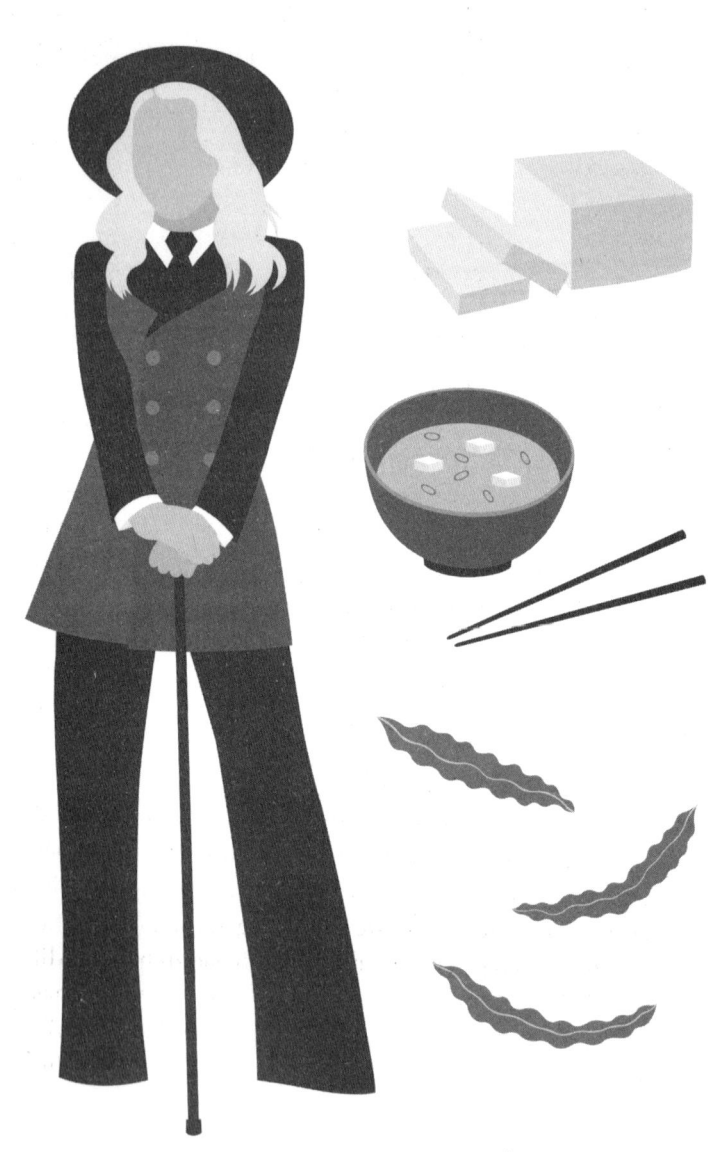

7. Ich versuche mich an
Madonnas Diät

Es ist exakt 30 Jahre her, dass Madonna sich mit ihrem Debüt-Album *Madonna* auf einen Schlag ins Bewusstsein der Öffentlichkeit katapultiert hat – und was waren das für grandiose Jahre. Gibt es eine beeindruckendere Frau als sie? Madonna ist die Künstlerin mit den meisten verkauften Alben aller Zeiten. Sie hat einen Sohn, der Rocco heißt. Einmal wurde sie von Norman Mailer interviewt. Er wollte die ganze Zeit über das Unbehagen im Feminismus reden, und sie hat sich andauernd unterschwellig über ihn lustig gemacht, ohne dass er etwas davon mitbekommen hätte.

Madonna zu sein hingegen ist nicht einfach. Wie macht sie das nur? Im Alter von 56 Jahren erschien sie beim Met Ball, der großen Gala des Metropolitan Museum of Art, mit einem Kruzifix, das an ihrem Hintern baumelte. So etwas hatte vor ihr noch nie jemand gemacht, und vermutlich wird es auch nie wieder jemand machen. Und obwohl Madonnas Errungenschaften viel zu groß sind, als dass man sie geistig zu fassen vermöchte, wäre es doch ganz schön, irgendwann einmal wenigstens einen Bizeps wie sie zu haben. Mit diesen Gedanken im Hinterkopf beschließe ich, Madonnas drakonisches Fitness- und Ernährungsprogramm in Angriff zu nehmen. Es ist nie zu spät, im Leben etwas wirklich Ehrgeiziges zu tun.

Madonna hält eine streng makrobiotische Diät, die den Verzehr von Weizen, Eiern, Fleisch und Milchprodukten verbietet und stattdessen auf sogenanntes »Meeresgemüse« setzt. Was? Haben Sie etwa geglaubt, diese Frau würde halbe Sachen machen? Sie macht keine halben Sachen.

Um Madonnas Diät so exakt wie möglich befolgen zu können, kaufe ich ein Kochbuch, das Madonnas ehemalige Köchin Mayumi Nishimura (mittlerweile so etwas wie eine Päpstin der makrobiotischen Lebensführung) verfasst hat. Es heißt *Mayumi's Kitchen* und beschreibt im Detail diverse makrobiotische Gerichte, die Mayumi früher für Madonna und Madonnas Schar hungriger Backup-Tänzer zubereitet hat. Das Vorwort stammt sogar aus Madonnas Feder. Ich werde Mayumis »10-Tage-Detox-Diät« machen. Hoffentlich überlebe ich das. Einige Rezepte, wie »Tofu-Tatarensauce« oder »Sauerkraut mit Thymian«, klingen ein bisschen unheimlich. Daher beschließe ich, die Reihenfolge der Rezepte ein wenig zu ändern. Mit dem Thymian-Sauerkraut beispielsweise möchte ich bis zum bitteren Ende warten.

Außerdem kaufe ich Madonnas Work-out-DVDs, denn man kann nicht die Queen of Pop sein, ohne sich einem mörderischen Fitnessprogramm zu unterwerfen. Ich mache mir ein bisschen Sorgen, weil Madonna so wahnsinnig gut in Form ist. Ihre Trainerin Nicole Winhoffer hat gesagt, sie müsse mit ihr »sehr bizarre Verrenkungen machen«, damit Madonna überhaupt einen Trainingseffekt spüre. Madonna ist sogar Besitzerin einer Kette von Fitnessläden in krassen Städten wie Moskau und Mexico City. Sie heißen Hard

Candy Fitness. Die DVD-Reihe trägt den Titel *Addicted to Sweat*. Süchtig nach Schweiß bin ich ganz sicher nicht.

Wenn ich ehrlich sein will, ist das hier die strengste Diät, die Diät-Veteranin Rebecca Harrington je in Angriff genommen hat. Werde ich durch die Hölle gehen? Oder wird es ein Triumph werden wie damals, als Madonna im Magazin *Interview* Mike Myers in der Luft zerpflückt hat? (Madonna: »Könntest du mir auch mal ein paar Fragen stellen, die irgendeine Relevanz für mein Leben haben? Das Interview dreht sich fast nur um Sachen, die dich interessieren, wie Spielzeug und Hockey.«) Ich weiß es nicht.

Tag 1

Ich beginne den Tag mit einer nahrhaften Portion Miso-Suppe und braunem Reis. Ich hatte Bedenken, dass ich Miso-Suppe am Morgen nicht runterbringen würde, aber sie schmeckt mir erstaunlich gut, und sie macht satt. Sie macht so satt, dass ich auf das Mittagessen verzichte und erst am Abend wieder etwas esse, und zwar einen Eintopf aus Gerste und Seetang. Er ist nicht sonderlich lecker – jetzt bereue ich, die Reis-Spirelli mit Sojafleisch am Mittag ausgelassen zu haben. Aber würde Madonna sich wegen so etwas grämen? Wir reden hier von einer Frau, die einen Song geschrieben hat, dessen Refrain lautet: »I'm not your bitch/ Don't hang your shit on me.« Im Hintergrund flüstert sie dazu: »Handle it.« *Komm klar.* Insofern: nein. Das würde sie höchstwahrscheinlich nicht.

Tag 2

Damit der Magen sich von der enormen Anstrengung des Gersten-Seetang-Eintopfs »erholen« kann, rät Mayumi, Tag 2 mit einer riesigen Portion gedünstetem Gemüse und einem Fuji-Apfel zu beginnen. Ich muss gestehen, dass sich bei mir langsam der Hunger meldet. Die Diät offenbart ihr puritanisches Wesen. Von Grünzeug allein kann frau nicht leben.

Ich streife durch New York City und höre »Papa Don't Preach«, um mich von meinem nagenden Hunger abzulenken. Dabei wird mir klar, wie revolutionär Madonna war. Wussten Sie, dass Madonna den Song dem damaligen Papst gewidmet hat, weil sie »männliche Autoritäten« nicht ausstehen konnte? Und auf Italienisch heißt der Papst »*il Papa*«! (Clever!) Im Ernst – welcher Popstar hat heutzutage noch ein Interesse daran, gegen den Papst aufzubegehren? Oder gegen männliche Autoritäten? Popstars heute würden höchstens sagen: »Ihr männlichen Autoritäten, habe ich das gut gemacht? Sagt mir, bin ich die Schönste?«, oder: »Wo ist der Papst? Fährt er mit dem Bus? Ich würde ihn so gern mal besuchen!«

Tag 3

Heute will ich mir die erste *Addicted to Sweat*-DVD vornehmen. Süchtig nach Schweiß? Ich schlottere vor Angst. Auf dem Cover sieht man ein Bild von Madonnas Gesicht, riesengroß wie Stalin in Moskau, dazu wunderschön und süchtig nach Schweiß. Sie schaut auf eine winzige Frau her-

nieder (Madonnas Trainerin Nicole, wie ich später heraus-
finde), die gerade eine irre Bewegung macht, bei der sie
das Bein so weit hochreißt, dass ihr Fuß in der Nähe ihres
Kopfes schwebt. Als ich die DVD starte, wird Madonna weder erwähnt, noch wird ihre Musik gespielt, noch tritt sie in
irgendeiner Weise während des Work-outs in Erscheinung.
Das Training besteht darin, dass Nicole in einem russischen
(?) Lagerhaus eine absolut unnachvollziehbare Tanzchoreo-
graphie aufführt. Sie springt hin und her, und es gibt jede
Menge »Ballenwechsel«. Madonnas Botschaft wird nur an-
gedeutet: Handle it!

Später am selben Tag mache ich ein Gericht namens Tofu-
Tatarensauce, das einfach nur eklig schmeckt und klumpi-
ger ist als im Rezept vorgesehen, weil ich kein passendes
Sieb zum Durchstreichen habe.

Tag 4

Einmal sagte Madonna im Interview mit Bob Guccione jr.
von *Spin*, dass »Heteromänner andauernd nur darauf fixiert
sind, dass man sie vielleicht in irgendeiner Weise dominie-
ren will, weil sie Angst haben, dass dann ihre Schwänze ver-
schrumpeln oder was weiß ich.« Mit diesem aggressiven,
aber zugleich vergnüglichen Gedanken im Hinterkopf esse
ich Mais auf einer Sauce aus Pflaumenmus zum Frühstück.
Es schmeckt ganz passabel, allerdings kriege ich davon ein
Zuckerhoch, weil ich seit Tagen keinen Zucker mehr gegessen habe, nicht mal in Form von Mais mit Pflaumenmus-
Sauce.

Tag 5 und 6

Als sie noch jünger war, hat Madonna sich am Wochenende hin und wieder mal von ihrem rigorosen Diätprogramm freigenommen und gegessen, worauf sie gerade Lust hatte. Ihr zu Ehren tue ich dasselbe. Na ja, in Wahrheit tue ich es, weil mich diese Diät fast umbringt. Mir ist schleierhaft, wie Madonna das überlebt. Es fällt mir unglaublich schwer, auf so viele Lebensmittel zu verzichten. Auf fast alles, wenn man es genau nimmt! Das ist nicht Mayumis Schuld. Sie holt selbst aus Tofu-Tatarensauce noch das Letzte heraus, aber es gibt eben Grenzen.

Tag 7

Jetzt bin ich wieder auf Diät und muss für einen Quinoa-Salat Tofukäse vorbereiten, den ich dann in drei Tagen genießen werde. Warum ich diesen Käse jetzt schon machen muss? Weil der Tofu mit Miso bestrichen und dann drei Tage in einem verschlossenen Behälter aufbewahrt werden muss, damit er ein bisschen gammelt – so ähnlich wie richtiger Käse! Die Miso-Paste auf den Tofu zu streichen ist schwerer als gedacht. Ich bin so hungrig, dass ich ein bisschen von der rohen Miso-Paste nasche.

Später beschließe ich, mit einem Freund (makrobiotisch!) essen zu gehen. Ihm fällt auf, dass ich, seit ich auf der Madonna-Diät bin, meinen Teller fast wie besessen blankputze, was sonst nicht meine Art ist. »Als wärst du halb am Verhungern!«, sagte er. Das Gefühl habe ich tatsächlich auch, aber ich verhungere natürlich nicht wirklich. Ich esse ja. Ich bin einfach nur hungriger als jemals zuvor in meinem Leben. Wie die gute alte Madonna einmal sagte: »Like a virgin? Wie kann jemand *wie* eine Jungfrau sein?« Wie soll ich also *halb* verhungern? Ich verhungere *gar nicht.* Glaube ich jedenfalls.

Tag 8

Heute möchte ich ein paar Leute zu einem makrobiotischen Essen zu mir nach Hause einladen. Ich rufe alle meine Freunde an, die mit meinem neuen Diät-Thema entschieden unglücklich zu sein scheinen. Ich koche Mayumis süß-saures Tempeh, dazu braunen Reis mit Mandeln und Sauerkraut. Wissen Sie was? Alle lieben das Sauerkraut, das ich fertig gekauft habe, und sagen einhellig, es sei das leckerste Gericht des Abends.

Tag 9 und 10

Das Ende der Diät ist gekommen! Zur Feier des Tages lege ich meine letzte *Addicted to Sweat*-DVD ein. Ich hatte die ganze Woche solche Angst vor dieser DVD, dass ich sie in meiner Couch versteckt habe. Endlich fische ich sie heraus und lege sie ein. Wahnsinnig anstrengend! Unter anderem muss man mit den Füßen auf einem Stuhl Liegestütze machen.

Ich habe mir den Tofukäse als letzte Mahlzeit aufgehoben. Er hat drei Tage relativ ungestört in meinem Kühlschrank vor sich hin gefault, und nun ist es an der Zeit, ihn herauszuholen. Ich mische den Tofukäse mit Quinoa zu einem ekligen Salat. Der Tofukäse hat überraschenderweise große Ähnlichkeit mit gewöhnlichem Tofu, aber durch das Quinoa wird das Ganze seltsam bröselig. Eigentlich soll ich die Diät noch mit einer Portion Rührtofu abschließen, aber das schaffe ich nicht mehr. Stattdessen genehmige ich mir paniertes Hühnchen.

Mein Fazit: Ist Madonnas Diät hart? Darauf können Sie Ihren Arsch verwetten. Macht sie Spaß? Nein! Muss man dabei Sauerkraut essen? Ja! Mir ist klargeworden, dass Madonna eine feministische Revolutionärin ist, und die Diät eines Revolutionärs ist eben kein Kindergeburtstag. Sie ist in einem Brautkleid aufgetreten! Sie hat ein Sexbuch mit dem Titel *Sex!* herausgebracht. Paul McCartney hat verdächtig braune Haare, aber über *ihn* sagt niemand, er würde verzweifelt seiner verlorenen Jugend hinterherhecheln! Die Frage ist wahrscheinlich die: Hat die amerikanische Frauenrechtlerin Susan B. Anthony jeden Tag Sauerkraut gegessen? Ich vermute, ja.

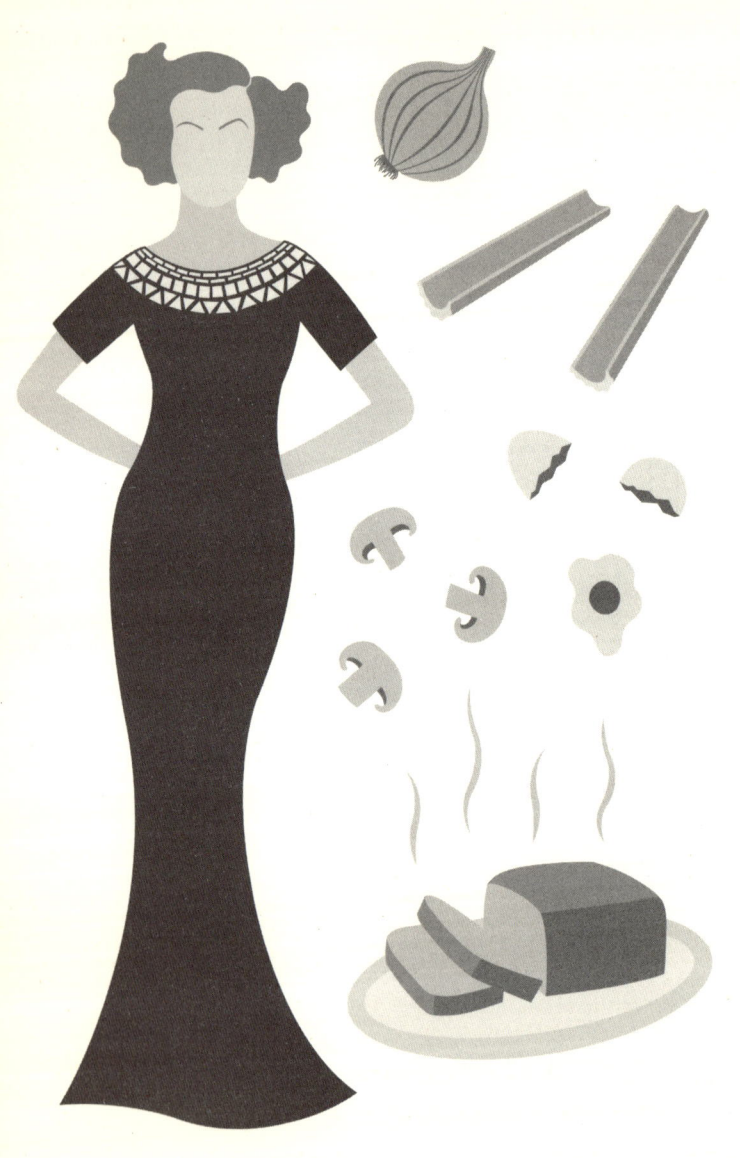

8. Ich versuche mich an Greta Garbos Diät

In den Dreißigern lernte die für ihren zurückgezogenen Lebensstil bekannte Schauspielerin Greta Garbo den selbsternannten »Dr. der Naturwissenschaft« (mit anderen Worten: Dr. von gar nichts), Gayelord Hauser, Ernährungsberater der Stars, kennen. Berichten zufolge verstanden sie sich auf Anhieb glänzend, was viel heißen will, denn die Garbo hatte nur wenige Freunde, hasste es auszugehen und redete einmal während eines Abendessens mit Mae West kein einziges Wort.

Garbo und Hauser jedoch schweißte ihre gemeinsame Liebe zur Kalorienreduktion zusammen. Garbo hatte 1924 angefangen abzunehmen, nachdem Louis B. Mayer ihr mitgeteilt hatte: »In Amerika stehen die Männer nicht auf dicke Frauen«, und sie hielt ihr ganzes Leben lang Diät. Sie liebte vor allem Mode-Diäten, was sie zum idealen Jünger für Hausers Wissenschaften machte; er hatte mehrere Bücher über Ernährung geschrieben, so etwa *New Health Cookery* oder sein berühmtestes Werk *Bleibe jung – lebe länger*, in dem er rät, man solle Bierhefe essen und als leckeren Snack zwischendurch Buttermilch trinken.

Garbo war viele Jahre lang Anhängerin der Hauser-Kur, die die segensbringenden Eigenschaften von Gemüse, Nüssen und Joghurt pries. Hin und wieder wurde sogar spekuliert, die beiden hätten eine Affäre, basierend auf ihrer gemeinsamen Liebe zu widerlichem Essen. Sie wohnten oft zusammen, und einer ihrer Nachbarn in Palm Beach beschwerte sich einmal über ihr Treiben: »Diese dürre schwedische Schauspielerin und ihr piekfeiner Freund laufen die ganze Zeit nackt im Garten herum.« Der Mode-Botschafter Simon Doonan hingegen nannte Garbo Hausers »Dauer-Alibi-Freundin«. Aber ob sie nun eine Affäre hatten oder nicht – eine Diät-Fanatikerin, die mit ihrem Ernährungsberater zusammenwohnt: Garbo lebte ihren Traum! Das wollte ich – natürlich in deutlich bescheidenerem Maßstab und in einer durch und durch modernen Interpretation – für mein neuestes Experiment in Sachen historisch belegter abwegiger Ernährungsgewohnheiten unbedingt nachmachen.

Vorbereitung

Nach umfassenden Recherchen finde ich zwei von Hausers Büchern online und bestelle sie. Als ich sie endlich geschickt bekomme, sind sie ziemlich staubig und ein bisschen abschreckend. Keins der Bücher scheint seit seinem Erscheinen 1930 bzw. 1951 geöffnet worden zu sein; als ich eins der Bücher aufschlage, muss ich niesen.

Die erste Zeile von *Bleibe jung – lebe länger* lautet: »Ihr irrt euch!« Warum? Weil ihr dieses Buch wie »ein gewöhnliches Buch« behandelt, obwohl es in Wahrheit »ein Schlüssel zu einer neuen Lebensweise« ist.

Hauser glaubt, dass man, wenn man seinem Körper »Wundernährmittel« zuführt, bis zu 100 Jahre alt werden kann. Falls Sie neugierig sind: Wundernährmittel sind Bierhefe, Weizenkeime und Rohrzuckermelasse, offenbar allesamt reich an diversen Vitaminen und Mineralstoffen und Garanten für ein langes Leben. Solche Produkte sind in der modernen Welt nicht eben leicht zu beschaffen. Essbare Hefe ist schwer zu finden. (Das Zeug, das Brotteig gehen lässt, ist nichts, was man einfach so in den Mund stecken möchte.) Sie sieht ungenießbar aus, wie ich feststelle, als ich im Reformhaus nebenan eine Packung Hefeflocken kaufe, die man übers Müsli streuen kann. Hefe soll überaus nahrhaft sein. Meine Oma sagt, sie hatte eine Verwandte, die immer Hefe gegessen habe. »Natürlich hatte sie oft Bauchweh«, teilt sie mir mit.

Die Rezepte in dem Buch machen auf mich allesamt einen sehr furchteinflößenden Eindruck. Es gibt ein besonders gruseliges für einen »Sellerie-Braten«, den Hauser als »äußerst delikat« anpreist und der aus püriertem Bleichsellerie, Nüssen und Milch besteht. Irgendetwas an der Kombination lässt mich erschauern. Zum Glück finde ich eine Fan-Website, die sich ausführlich den Essgewohnheiten der Garbo widmet. Wie es scheint, liebte sie getrocknete Aprikosen.

Tag 1

In einem von Greta Garbos ersten und einzigen Interviews sagte sie dem Reporter entnervt: »Ich wurde geboren. Ich hatte eine Mutter und einen Vater. Ich ging zur Schule. Was spielt das alles für eine Rolle?« Im selben Geiste lutherischer Schlichtheit beginne ich meine Diät mit einem von Garbos Lieblingsmittagessen: »Eine Tasse Hühnerbrühe mit Schnittlauch, dazu Hüttenkäse, eine halbe reife Avocado mit einem Dressing aus Essig, Öl und Kräutern, eine Scheibe Ananas sowie eine Scheibe geröstetes, gebuttertes dunkles Brot.« Obwohl dieses schwindlig machende Sammelsurium verschiedenartiger Speisen nicht im klassischen Sinne harmoniert, so schmeckt es doch zumindest nicht schlecht. Es ist einfach nur ein bisschen fad. Der Schrecken lauert erst beim Abendessen auf mich. Es ist der Mahlzeit nachempfunden, die Hauser bei seinem ersten Treffen mit der Garbo für sie zubereitete: Es gibt »Veggie-Burger« beziehungsweise Plätzchen aus ungeschältem Reis und gehackten Haselnüssen, vermischt mit einem Ei und in Erdnussöl gebraten, dazu einen Nachtisch, bestehend aus gerösteter Grapefruit mit Zuckerrohrmelasse in der Mitte! Die Reisplätzchen brauchen Ewigkeiten in der Pfanne und schmecken hauptsächlich nach Ei. Die Haselnüsse darin entpuppen sich als unangenehme Überraschung. Geröstete Grapefruit hat vom Geschmack her Ähnlichkeit mit Medizin. Ich bin nicht besonders hungrig, nur verwundert, weshalb ausgerechnet diese Zutaten miteinander kombiniert wurden.

Tag 2

Es gab eine Phase in Greta Garbos Leben, da ernährte sie sich fast ausschließlich von »Hühnchen, getrockneten Aprikosen und Vollmilch, als Imbiss zwischendurch braune Bohnen und Kekse«. Der Tag heute macht richtig Spaß. Vollmilch schmeckt köstlich, und braune Bohnen sind sehr sättigend. Ich brate ein Hühnchen im Ofen und esse es. Ich komme mir vor, als wäre es 1942, und ich in der Armee.

Im Alter von 36 Jahren zog sich die Garbo aus dem Filmgeschäft zurück, nachdem sie in dem berüchtigten Flop *Die Frau mit den zwei Gesichtern* die Hauptrolle gespielt hatte. (Das ist ein total abgefahrener Film, in dem Garbo ein unechtes Zwillingspärchen mimt und sehr viel tanzen muss. Sie ist keine gute Tänzerin.) Kurz darauf zog sie nach New York und erledigte den Großteil ihrer Lebensmitteleinkäufe ungefähr zehn Blocks von meiner Wohnung entfernt. Ich hätte meine getrockneten Aprikosen im selben Laden kaufen können wie sie! Ich habe das Gefühl, als wären wir praktisch Nachbarn, nur dass sie in einem prächtigen Schloss am East River residiert hat und ich nicht.

Tag 3

Die Garbo wurde 1905 unter dem bürgerlichen Namen Greta Lovisa Gustafsson in Stockholm geboren. Obwohl sie ihren schwedischen Namen abgelegt hatte, betonte sie stets, dass ihr das Essen ihrer Heimat sehr fehle. Einmal nahm sie Marmelade (bestimmt Preiselbeermarmelade) mit nach Italien und versetzte die Italiener in Staunen, als sie die Marmelade auf ihre Cornflakes gab und dann Kaffee darübergoss. Zu Ehren von Garbos Verbundenheit mit dem kulinarischen Erbe ihres Heimatlandes esse ich Waffeln mit Preiselbeermarmelade. Dann schwedische Fleischklößchen mit Preiselbeermarmelade. Ein Traum!

Tag 4

Zurück zur Hauser-Kur. Ich beginne den Tag mit seinem berüchtigten »Kraftfrühstück« – zwei rohe Eier in Orangensaft. Hauser beschreibt das Getränk als »cremige Mixtur, einer königlichen Tafel würdig«. Dem kann ich definitiv nicht zustimmen. Es schmeckt unvergleichlich viel schlechter als die rohen Eier in Milch, die ich während meiner Marilyn-Monroe-Diät getrunken habe. Wenn Lungenentzündung essbar wäre, würde sie so schmecken.

Später gehe ich mit ein paar Freunden in eine Bar. Die Garbo trank hin und wieder gerne ein Gläschen, selbst wenn sie auf Diät war. Als sie mit *Anna Christie* vom Stummfilm zum Tonfilm wechselte, lautete ihr allererster Satz: »Whiskey, aber nicht zu knapp!« Das ist ein tierisch cooler Satz, trotzdem verkneife ich ihn mir. Ich esse einen Hamburger, eins von Hausers Lieblingsgerichten, habe danach aber immer noch Hunger. Und ich trinke ein Bier.

Tag 5

Heute ist ein besonderer Tag. Heute ist der Tag, an dem ich endlich das Ding zubereiten werde, das in meinen Gedanken herumspukt, seit ich zum ersten Mal davon gehört habe: den Sellerie-Braten. Gegen 16 Uhr habe ich mich psychisch so weit darauf vorbereitet, dass ich mich der Aufgabe gewachsen fühle. Ich püriere den Bleichsellerie in meinem Mixer, bis er zu einem grünen Brei geworden ist. Dann gebe ich Walnüsse, Petersilie, Zwiebeln, Pilze, Butter, Eier und Semmelbrösel hinzu, woraufhin sich das Ganze in eine unansehnliche braune Pampe verwandelt. Diese fülle ich in eine Kastenform und bedecke sie mit Milch. Dann backe ich sie im Ofen. Während der Backzeit beginnt das Ding, wie eine verwesende Leiche zu riechen. Eine halbe Stunde später ist es endlich fertig. Ich muss vorweg sagen, dass ich keine Memme bin. Ich habe bereitwillig Erdnussbutter mit Steak probiert. Ich habe mehrere Tage hintereinander rohe Eier in Milch getrunken. Ich habe mir sogar Tofukäse zugemutet.

Aber als ich den Ofen aufmache, um meinen Sellerie-Braten herauszuholen, setzt bei mir der Würgereflex ein. Es stinkt, als hätte ich Kotze in eine Kastenform gegossen und eine halbe Stunde gebacken. Ich knalle die Ofentür zu, versprühe überall Lufterfrischer und flüchte aus der Wohnung.

Tag 6

Heute ist der Tag der Oscarverleihung. (Greta Garbo hat nie einen gewonnen! Sie hat nur einen Ehren-Oscar bekommen.) Die Leute, die ich eingeladen habe, um mit mir zusammen die Verleihung im Fernsehen zu schauen, essen Popcorn und Sushi. Ich esse ein seltsames Hauser-Gericht namens »Schweizer Steak«. Das ist Steak, das man in Semmelbröseln wendet, brät und anschließend in Wasser kocht. Es schmeckt wässrig, matschig und fad, und ich habe einen brutalen Hunger. Manchmal erhasche ich einen Blick auf den Sellerie-Braten hinter der Ofentür. Ich habe ihn noch nicht entsorgt. Meine Gäste fragen mich, was ich da im Ofen habe. Vielleicht können sie das Ding riechen.

Tag 7 und 8

Die nächsten zwei Tage wende ich mich den »Wundernähr-
mitteln« zu. Ich folge Hausers Abmagerungsplan, der von
mir verlangt, dass ich Buttermilch mit Hefe (schmeckt wie
Joghurt, nur mehliger und ein bisschen wie Brot), Milch mit
Zuckerrohrmelasse und Hefe (der schlimmste Milchshake
aller Zeiten) und Weizenkeime auf Müsli (Weizenkeime
schmecken wie Chinin) zu mir nehme. Zum Abendessen
gibt es ein Hacksteak und Leber. Leber, die ich vorher so eklig fand, schmeckt möglicherweise doch köstlich. Vielleicht
hat mich diese Diät in die Knie gezwungen. Das erinnert
mich an die Legende, wonach die Garbo angeblich nicht zu
ihrer eigenen Hochzeit erschienen sein soll. Wahrscheinlich
war ihr das alles zu viel.

Tag 9

Ich versuche mich an der ersten Diät, die Greta Garbo je
gemacht hat. Es heißt, sie habe drei Wochen lang nur Spinat
gegessen, um sich ein paar Kilos abzuhungern, wie Louis
B. Mayer es ihr nahegelegt hatte. Ich bin erleichtert, dass
endlich Schluss ist mit all den seltsamen Substanzen, aber
darüber hinaus bin ich auch sehr, sehr hungrig. Es ist extrem
schwer, nichts als Spinat zu essen, wenn man bereits eine
Weile auf Diät ist und noch einen alten Sellerie-Braten im
Ofen hat. Aber die Garbo hatte einen schier unbezwingbaren
Willen. Einmal, während einer Italienreise, bestand ihr Mittagessen ausschließlich aus gelben und roten Möhren, von
denen sie steif und fest behauptete, sie würden unterschied-
lich schmecken. Dies nehme ich mir zum Vorbild und warte

mit der ersten Mahlzeit bis zum Mittagessen. Dann vertilge ich eine große Schüssel rohen Spinat. Zum Abendessen gibt es sautierten Spinat. Nach dem Abendessen mache ich einen Spaziergang. Die Garbo liebte Spaziergänge und ging immer von ihrer Wohnung in der 57th Street bis zum Washington Square Park und zurück. Im West Village treffe ich mich mit einer Freundin. Ich habe so einen Kohldampf, dass ich schummle und bei ihr zu Hause ein paar getrocknete Früchte und einen Löffel Eis esse. Aber was ist schon ein Löffel Eis, wenn man in so einem tiefen, finsteren Loch steckt wie ich?

Tag 10

Geschafft! Ich habe offiziell zwei Kilo abgenommen und sehe ziemlich krank aus. (Ich bin blass, und meine Wangenknochen stechen ungewöhnlich hervor.) Kein Wunder, dass die Grande Dame der Schauspielerei nicht nur in *Menschen im Hotel* »allein sein wollte«. Sie wollte die Bürde eines derart irren Ernährungsplans ohne die unverfrorene Neugier der Welt schultern.

Einige Tage später, als ich wieder normal esse, komme ich in meine Wohnung und bemerke einen bestialischen Gestank. Es ist das Herz der Finsternis/mein Sellerie-Braten, der *immer* noch im Ofen steht. Ich hatte ihn ganz vergessen. Doch nun ist der Augenblick gekommen, da ich meinem Dämon in seine Sellerie-Fratze blicken muss. Ich hole ihn aus dem Ofen; der Geruch raubt mir den Atem, und ich fange sofort an zu würgen. Ich stelle ihn auf die Arbeitsfläche. Ich nehme ein winziges Stück, esse es und befördere den ganzen Braten in eine Mülltüte. Ich brauche einen Whiskey.

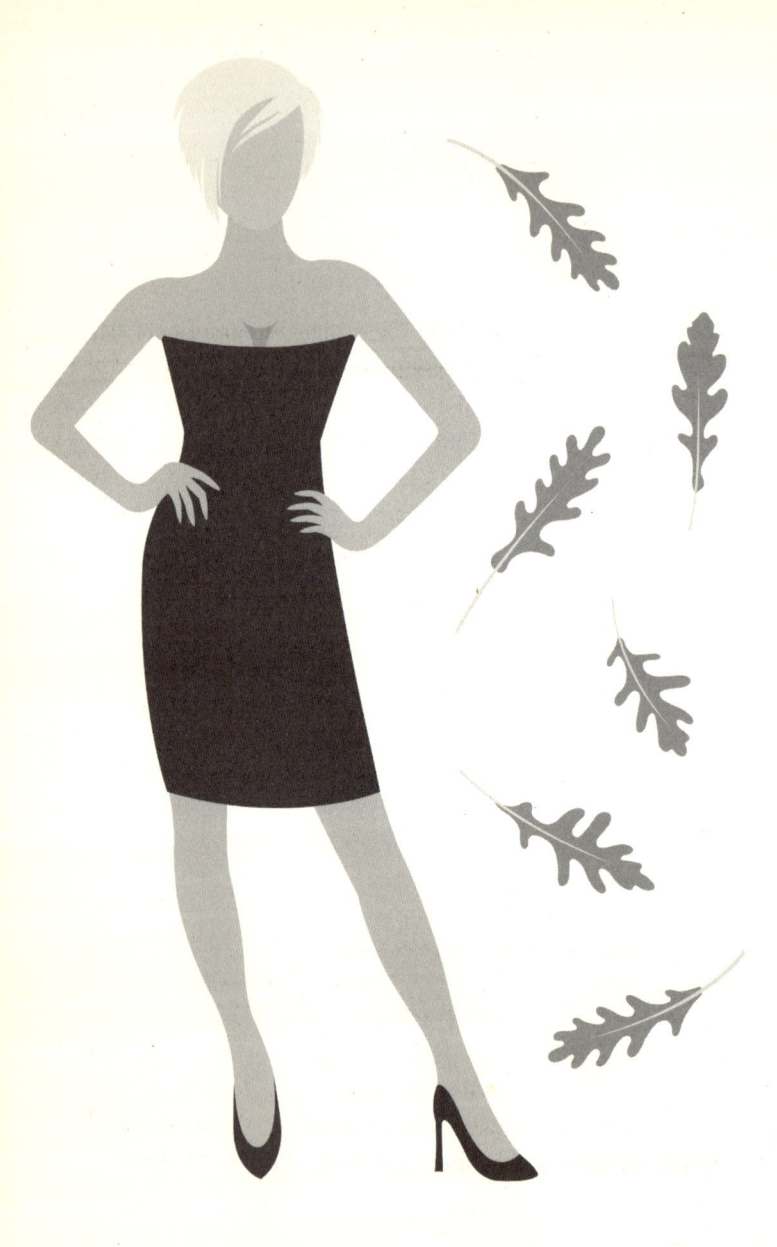

9. Ich versuche mich an
Victoria Beckhams Diät

Victoria Adams, alias Posh Spice, alias Victoria Beckham, ist nicht nur für ihre relativ gesangsfreie Zeit bei den Spice Girls und ihren Aufstieg zur erfolgreichen Modedesignerin bekannt, sondern auch für ihre gertenschlanke Figur, die mehrere Schwangerschaften unbeschadet überstanden hat. Einmal sagte sie einem Interviewer: »Ich werde nicht lügen – ich bin keine von denen, die sagen: ›Oh doch, natürlich esse ich Hamburger.‹« Es tut gut zu wissen, dass sie eine ehrliche Haut in einer Welt voller Lügner ist, auch wenn eine Frau, die im zarten Alter von 27 Jahren eine 528-seitige Autobiographie verfasst hat, ohnehin kein Problem mit Ehrlichkeit zu haben scheint. Ich habe die Autobiographie sogar gelesen und fand sie toll! Posh schildert darin die Geschichte ihres bisherigen Lebens und rundet das Ganze mit einer Detektivgeschichte ab. Nicht einmal Mark Twain hätte so etwas hinbekommen.

Obwohl ich, was Diäten angeht, fast schon zu viel Erfahrung habe, wird mir ein bisschen mulmig bei dem Gedanken, eine von Victorias zahlreichen Schlankheitskuren auszuprobieren. Beckham ist für ihre eiserne Disziplin in Ernährungsdingen bekannt. Einmal war sie in einem Restaurant und hat nur Rucola gegessen, ohne Dressing. Wären Normalsterbliche zu so etwas fähig, nur um schlank zu bleiben?

Vorbereitung

In den letzten Jahren hat Posh einige ihrer Diäten öffentlich gemacht. Berichten zufolge machte sie nach der Geburt ihrer Tochter Harper die Fünf-Hände-Diät, und später
twitterte sie über die *Honestly-Healthy*-Basen-Kur. Ich plane,
sämtliche dieser Diäten auszuprobieren, obschon ich weder
über Victorias Durchhaltevermögen noch ihre Willenskraft
verfüge und auch nicht in der Lage bin, coole Posen zu machen, während andere singen.

Tag 1

Die Fünf-Hände-Diät ist genau das, wonach sie klingt. Man
darf pro Tag nur fünf Hände voll essen, dann erklärt man
sich aus unerfindlichen Gründen für satt. Eine lustige Überraschung ist, dass die erlaubten Portionen nicht mal so groß
sind wie eine ganze Hand. Sondern nur wie eine Hand*flä-
che*. Die fünf Hände voll (Handflächen voll) Essen müssen
aus eiweißreichen Lebensmitteln bestehen. Gemüse darf
man natürlich so viel essen, wie man will. (Aber wen interessiert das? Das darf man bei jeder Diät. Das ist nichts als
eine hohle Geste.)

Ich starte mit zwei Eiern in den Tag. Es sind kleine Eier, weil
sie auf meine Handfläche passen müssen. Durchaus kein
ungenießbares Frühstück, aber beängstigend, weil mir klar
wird, wie wenig auf eine Handfläche passt. Ich weiß, dass
ich nicht den unbeugsamen Willen einer Victoria Beckham
habe. Ich habe keinen Obstteller statt einer Torte zum Geburtstag bekommen wie sie im Jahr 2012. (Obwohl Victorias

Mutter ihr auch mal eine Torte in Form eines Obsttellers gebacken hat. In ihrer Autobiographie *Learning to Fly* gibt es ein Foto davon.)

Nach den Eiern gehe ich ins Fitnessstudio. Zu Beginn ihrer Karriere, sagt Victoria, sei sie nie ins Fitnessstudio gegangen, weil sie es gehasst habe. Sie hat sich sogar die Frage gestellt: »Was zieht man eigentlich auf dem Laufband an?«, weil sie niemals flache Schuhe trug. Doch irgendwann während ihrer Zeit in Los Angeles beschloss sie, mit dem Joggen anzufangen. Mittlerweile fährt sie angeblich in einer eiförmigen Druckkammer Fahrrad, um keine Cellulite zu bekommen. Das macht Amerika aus den Menschen …

Nun, da Victoria die Freuden des Laufens für sich entdeckt hat, will ich mich ebenfalls darin versuchen. (Wo bekommt sie die eiförmige Druckkammer her, um darin Rad zu fahren?) Ich gehe ins Fitnessstudio (ein sträflich vernachlässigter Freund) und nehme es mit dem Laufband auf. Joggen ist ziemlich schwierig. Bei dem ganzen Auf und Ab kann man nicht richtig fernsehen. Ich halte nur zehn Minuten lang durch, dann mache ich, dass ich wegkomme.

Nach dem Besuch im Studio beschließe ich, mir eine handtellergroße Portion eines proteinbasierten Grünkohl-Smoothies zu gönnen. (Der ist schwer abzumessen, aber ich finde, ich bekomme es ganz gut hin.) Satt macht er mich nicht. Eine Stunde später esse ich ein handtellergroßes Stück Eiweißriegel. Eine seltsame Panik steigt in mir hoch.

Noch etwas, was man über Posh wissen sollte: Sie hat nicht nur ein, sondern sogar zwei Bücher geschrieben! Im Jahr 2006 hat sie nachgelegt und ein Buch mit dem Titel *That*

Extra Half an Inch, Das gewisse Etwas, herausgebracht. Das ist ein 348-seitiger Fashion-Ratgeber. (Die Frau schreibt ziemlich weitschweifig.) Inzwischen ist das Werk vermutlich ein wenig veraltet. Victoria behauptet zum Beispiel: »Eins meiner Lieblingsteile ist ein gestärkter Tüllrock. Damit kann man so ziemlich jedes Outfit aufhübschen.« Außerdem empfiehlt sie, man solle auf Partys lackierte Perlen und Opernhandschuhe aus Samt tragen.

Was ich eigentlich sagen wollte: In dem Buch gesteht sie, dass sie künstliche Nägel trägt (auch künstliche Zehennägel!). Gegen 16 Uhr, im dunkelsten Moment meiner Fünf-Hände-Diät, spiele ich mit dem Gedanken, mir künstliche Fingernägel zuzulegen, lang wie die Nägel von Howard Hughes, nur damit mehr Essen in meine Hände hineinpasst. Doch dann fällt mir ein, dass dies in Wahrheit die Fünf-Hand*flächen*-Diät ist. Nägel spielen da überhaupt keine Rolle. Mitten auf der Straße breche ich in Schluchzen aus.

Ich weiß, dass es Leute gibt, die den ganzen Tag über Grünzeug knabbern, ohne dass es ihr Wohlbefinden auch nur im Geringsten beeinträchtigt. Sie sind vital und zufrieden. Ich bin da ganz anders. Ich brauche große, ernstzunehmende Mahlzeiten, damit es mir gutgeht, so wie Heinrich VIII. Nach meinem letzten Mandel-Snack um 16 Uhr komme ich fast um vor Hunger, und als ich um 21 Uhr endlich zu Abend esse, verdrücke ich deutlich mehr als den Handteller voll Sashimi, den ich mir vorgenommen hatte. Am Ende esse ich eine ganze Hand. Mit Nägeln!

Vor gar nicht allzu langer Zeit twitterte Victoria Beckham über die Basen-Diät. Ich habe es auf mich genommen zu ergründen, worum es dabei geht. Normalerweise twittert VB (so signiert sie ihre Tweets) nur über ihre neue Kollektion oder eine »Vintage«-Spice-Girls-Pizza, die seit zehn Jahren in ihrem Tiefkühlfach liegt, also kann man davon ausgehen, dass diese Diät wichtig ist. Ich habe das von VB empfohlene Buch mit dem Titel *Vegetarisch, basisch, gut* gekauft. Es ist wirklich ein schön aufgemachtes Kochbuch; es hat sogar einige Mini-Gemüsepizzen vorne drauf!

Vegetarisch, basisch, gut beruht auf dem Grundprinzip, dass man möglichst basische Speisen essen soll – also Speisen, die nicht sauer sind. Praktischerweise sind Fette, Fleisch, Eier und die meisten kohlehydratreichen Lebensmittel sauer. Was für ein Zufall! Diese Diät kommt mir vor wie eine perfide Methode, sämtliches Fett aus dem Ernährungsplan zu streichen, indem man behauptet, Fett wäre sauer. Ein Beispiel: *Zitronen* sollen basisch sein? Das macht in etwa so viel Sinn wie der Text zu dem Song »Spice Up Your Life«.

Mein erster Tag auf Basen-Diät fängt recht gut an. Ich beginne ihn mit einem Bok-Choi-Shake und Quinoa-Flockenbrei mit hausgemachter Macadamia-Nussmilch und Granatapfelkernen. Der Bok-Choi-Shake schmeckt so lala (inzwischen kann ich all die grünen Getränke nicht mehr auseinanderhalten), aber der Quinoa-Flockenbrei ist ein wahres Gedicht! Ich liebe Macadamia-Nussmilch! Die ist fast so gut wie richtige Milch. Und der Quinoa-Brei schmeckt ein bisschen nach Haferbrei. Ein kleiner Sieg.

Das Problem an großen Höhenflügen ist, dass man – wie die Spice Girls – glaubt, alles zu können und zu dürfen. Für eine Tiefkühlpizza Pate stehen. Einem Album den Titel *Schizophonic* geben. Sich sehr lange Extensions mit einer einzigen andersfarbigen Strähne ins Haar machen lassen. Soll ich Ihnen etwas verraten? Man kann und darf *keineswegs* alles. Die oben genannten Dinge darf man *nicht*. Dass man zu den Spice Girls gehört, heißt mitnichten, dass alles erlaubt ist. Früher oder später landet man nämlich wieder auf dem Boden der Tatsachen.

Auch ich erlebe den auf meinen Hochmut folgenden Fall, als ich beschließe, die Falafeln aus *Vegetarisch, basisch, gut* zu machen. Ich bin noch völlig berauscht von meinem Nussmilch-Triumph, deshalb denke ich mir nichts dabei, dass diese Falafeln vollständig aus Körnern bestehen und nur von Karotten zusammengehalten werden. Ich fange einfach mit dem Kochen an, wie Victoria, wenn sie eine neue Jeans-Kollektion entwirft. Mir wird erst klar, dass etwas nicht stimmt, nachdem ich alle Körner und die Karotten im Mixer zerkleinert habe und versuche, falafelähnliche Bällchen aus der Masse zu formen. Hier ist ein guter Rat für die Zukunft: Man kann aus Körnern keine Bällchen formen. Es geht einfach nicht. Auch nicht, wenn man sie danach bei ganz niedriger Hitze brät, so wie es in *Vegetarisch, basisch, gut* beschrieben ist (was langsam wie der Titel eines spirituellen Textes klingt!). Das ist schlichtweg unmöglich. Ich esse ein paar von den Körnern so, aber nach einer Weile gebe ich das Projekt auf.

Nach dem Mittagessen beschließe ich, gleich zum Abendessen überzugehen, welches aus Sojabohnen-Brühe mit verschiedenen Gemüsen besteht. Die Brühe schmeckt scheußlich, und ich schütte einen Großteil davon weg. Ich bin abgekämpft und hungrig, das Essen heute war so ekelerregend, dass mir klar wird, dass ich nicht mal meine erlaubten fünf Handteller voll gegessen habe. Posh, wie hältst du das nur aus?

Tag 3

Der dritte Tag beginnt mit einem einigermaßen normalen Frühstück: Avocado-Toast. Sonst halte ich das durchaus für eine herzhafte Morgenmahlzeit, aber heute bin ich danach immer noch furchtbar hungrig. Vielleicht mag ich saure Lebensmittel einfach?

Endlich fahre ich zum Mittagessen in den Meatpacking District, wo VB im Herbst ihren ersten Laden eröffnen wird. Bei genauerer Betrachtung ist es wirklich erstaunlich, was Posh aus ihrem Leben gemacht hat. Sie hat sich von einer Spielerfrau zu einer unglaublich erfolgreichen Modedesignerin entwickelt. Schon in der Anfangszeit der Spice Girls sah man, dass sie von Kleidern besessen war. In ihrer Autobiographie gibt es eine erschütternde Szene, wo sie in Gianni Versaces Bett schläft und Naomi Campbell gemein zu ihr ist.

Wie auch immer. Um zu feiern, dass Victoria die Frau geworden ist, die sie werden wollte, will ich das »Girlie«-Mittagsmenü bestellen, das sie einmal für ein *Vogue*-Interview geplant hatte (»keine Tomaten im Salat, Balsamico statt Vinaigrette, eine Cola light«). In letzter Minute kneife ich und bestelle Hühnchen. Obwohl Hühnchen doch sauer ist! Das war es dann wohl mit der Diät.

Nachdem meine Mühen ein Ende haben, schaue ich mir zu »Recherchezwecken« den Film *Spice World* an. Als ich klein war, fand ich ihn todlangweilig (meine Schwester liebte ihn). Das Problem war, dass ich ihn damals nicht richtig verstanden habe. In Wahrheit ist er eine geniale Satire auf die konzentrischen Kreise von Ruhm und Kapitalismus in Cool Britannia – ja sogar ein metatextueller Kommentar darüber, wie lächerlich ein Spice-Girls-Film als solcher ist. Im Grunde macht er sich über sich selbst lustig. Und Victoria Beckham auch. Wie sie sagt: »Ich bin so schrill! In mir steckt halt ein schwuler Kerl, der unbedingt rauswill. Mir doch sch***egal, was die anderen denken!«

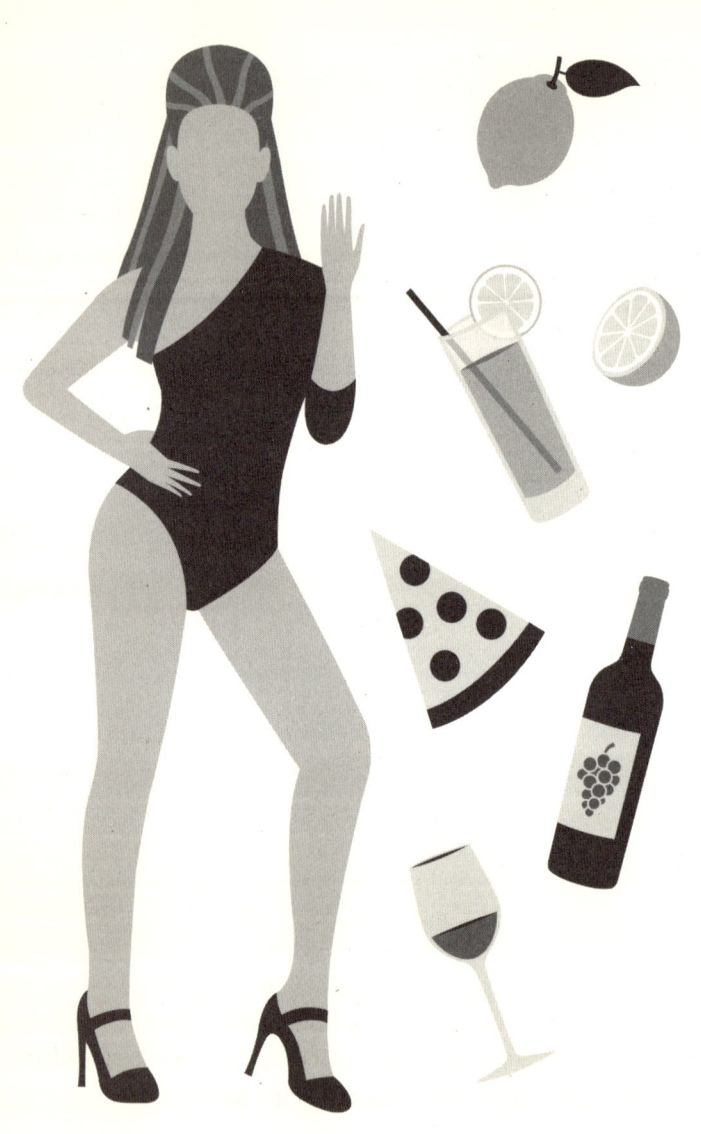

10. Ich versuche mich an
Beyoncés Diät

Ich habe die Beyoncé-Dokumentation *Life Is But A Dream* erschreckend oft gesehen. Darin gibt es so viele Stellen, die mir gefallen: Wie Beyoncé ihren Computer mit in den Fahrstuhl nimmt und sich selbst beim Fahrstuhlfahren filmt. Wie Beyoncé sich mit einem geheimnisvollen bebrillten Mann hinter der Kamera unterhält. Wie Beyoncé zu Jay Z sagt: »Das Leben ist bloß ein Traum!«, und im Hintergrund läuft Feist. Ich könnte noch mehr aufzählen.

Aber meine absolute Lieblingsstelle ist die, wo Beyoncé für ihren Auftritt bei den Billboard Music Awards von 2011 probt. Zuerst sieht es so aus, als würde das Ganze ein absolutes Desaster werden. Die Probebühne versinkt im Chaos. Die Special-Effects-Leute haben Probleme mit der Armee digitaler Beyoncés, die sie programmiert haben. Beyoncé selbst muss ihre Tanzschritte mit denen der computergenerierten Beyoncés abstimmen, was schwierig ist. Irgendwann nimmt Beyoncé dann ein Video-Tagebuch auf. Man sieht nur ein Auge von ihr, das andere ist aus unerfindlichen Gründen nicht im Bild. Beyoncé überlegt, ob sie das Handtuch werfen soll. Sie sagt, sie könne sich eine Niederlage durchaus eingestehen und sie akzeptieren. Schon denkt man, es sei alles aus. Und die nächste Szene zeigt dann die bombastischste Performance, die je ein Mensch hingelegt hat.

So ist das mit Beyoncé: Sie hat ein tolles Baby, und sie liefert Auftritte ab, die gewöhnliche Menschen nicht mal nach zehnjährigem Üben hinbekommen würden. Folglich bewegen sich auch ihr Fitness- und Ernährungsprogramm jenseits der Vorstellungskraft Normalsterblicher. Als professionelle Diäthalterin jedoch habe ich die Pflicht, ihre diversen Diäten zu testen, bevor ich sterbe. Doch wie wird mein Versuch ausgehen, Beyoncés Lebensstil nachzuahmen? Wird es eine lange, von einem triumphalen Erfolg gekrönte Leidensgeschichte werden, so wie ihr Auftritt bei den Billboard Music Awards? Oder nur eine ganz normale Leidensgeschichte, an deren Ende mein klägliches Scheitern steht?

Vorbereitung

An Beyoncé mochte ich schon immer, dass sie ganz offen darüber spricht, wie schwer es ist, sich so zu ernähren wie sie. Ich finde diese Haltung erfrischend, weil die meisten Promis ständig total unglaubwürdige Sachen sagen wie: »Ich esse auch Pizza, aber eben in Maßen.« Einmal hat Beyoncé von sich behauptet, sie sei »ein von Natur aus fetter Mensch, der nur darauf wartet, zum Vorschein zu kommen.«

Ich habe beschlossen, die ganze Palette von Beyoncés Diäten auszuprobieren. Ich werde mich der *Master-Cleanse*-Fastenkur unterziehen, mit der Beyoncé für den Film *Dreamgirls* abgespeckt hat; ich werde ferner die Herkules-Diät auf mich nehmen, mit deren Hilfe sie nach der Geburt ihrer Tochter Blue Ivy wieder erschlankt ist. Ich werde mich ihren Fitness- und Ernährungsplänen unterwerfen, und seien sie auch noch so hart. Immerhin reden wir hier von einer Frau, die im Jahr 2005 jemanden engagiert hat, der sie sechzehn Stunden am Tag filmen sollte. Sie weiß, wie man es anstellen muss, gut auszusehen.

Tag 1 und 2

Die *Master-Cleanse*-Fastenkur

Zu ihrer Entscheidung, für *Dreamgirls* zehn Kilo abzunehmen, ließ sich Beyoncé offenbar von Tom Hanks inspirieren, der sich für seine Rolle in *Cast Away – Verschollen* über zwanzig Kilo abgehungert hatte. Um ähnliche Ergebnisse zu erzielen, wählte sie die *Master-Cleanse*-Fastenkur – eine Diät, die bereits in den vierziger Jahren entwickelt wurde und bei der man neun Mal am Tag ausschließlich Limonade aus Cayennepfeffer, Zitronen und Ahornsirup der US-Güteklasse B (verwenden Sie um Himmels willen keinen Güteklasse-A-Sirup!) zu sich nimmt. Feste Nahrung ist tabu. Außerdem muss man etwas machen, das sich »Salzwasser-Spülung« nennt (man trinkt ein großes Glas Salzwasser und sieht sich dabei im Spiegel zu; so steht es in einem Internet-Forum). Das soll die Verdauung in Schwung bringen.

Als Diät-Veteranin habe ich die *Master-Cleanse*-Fastenkur schon einmal gemacht. Natürlich! 2006 war sie wegen Beyoncé groß in Mode. Ich muss sagen, als ich sie das erste Mal ausprobiert habe, war es alles andere als ein Spaß. Ich habe es nur ein oder zwei Tage ausgehalten. Eins meiner größten Probleme war, dass ich die Sache mit dem Salzwasser nicht verstanden habe. Diesmal jedoch werde ich im Namen journalistischer Integrität alles richtig machen.

An einem außergewöhnlich grauen Montag ziehe ich früh-morgens frisch und munter los, um im Supermarkt die nötigen Zutaten für meine Limonade zu besorgen. Zu Hause bereite ich sie gleich zu. Es ist anstrengend, so viele Zitronen auszupressen (ich habe sehr schwache Arme), aber die Limonade ist ganz annehmbar. Sie schmeckt wie normale Limonade, nur schärfer. Die ersten Stunden auf dieser Diät sind okay. Den Vormittag über hilft die Schärfe der Limonade gegen das Hungergefühl. Gegen 15 Uhr allerdings beginnt mein Magen, die Folgen des Nahrungsentzugs zu spüren. Es ist nicht leicht, zum Abendessen Limonade zu trinken. Ich kann es niemandem empfehlen.

Später gehe ich zu einer Vaudeville-Revue in einem Keller. Während ich zuschaue, wie ein Mann sich einen OP-Kittel überzieht und ein launiges Lied über das Dasein als Arzt singt, denke ich daran, wie Beyoncé gesagt hat, sie sei während der *Master-Cleanse*-Fastenkur »stinkig« gewesen, weil andere Leute am Set von *Dreamgirls* in ihrer Gegenwart Donuts gegessen hätten. Der einzige Vorteil an dieser eigenartigen Veranstaltung ist, dass hier keine Donuts serviert werden, nur Shirley Temples mit Wodka. Aber selbst von deren Anblick bekomme ich so einen Hunger, dass ich früher gehen muss.

Am nächsten Tag allerdings passiert etwas Merkwürdiges. Ich habe längst nicht mehr so viel Hunger wie gestern. Ich freue mich sogar auf meine scharfe Limonade, als wäre sie ein alter Freund. Es macht mir nicht einmal etwas aus, wenn andere Leute in meiner Nähe essen. Hat mich die *Master-Cleanse*-Fastenkur von meinem Bedürfnis nach fester Nahrung geheilt? Das ist die Frage.

Tag 3

Die *Master-Cleanse*-Fastenkur ohne Eigenschaften

Heute ziehe ich aus meiner winzigen Mansarde in Midtown Manhattan aus (an einen unbekannten Ort! Ich habe noch keine neue Wohnung), was mich allerdings keineswegs davon abhält, mit der Fastenkur fortzufahren. Inzwischen habe ich den Hunger vollständig besiegt. Ich fühle mich wie die elfjährige Beyoncé auf einer mörderischen Probe mit einer frühen Version von Destiny's Child. Ich will gar keine feste Nahrung mehr. Ich biete meinen Umzugshelfern *Master-Cleanse*-Limonade an, aber sie lehnen ab.

Ich gehe zu Dunkin' Donuts, um Donuts für meine Umzugshelfer zu besorgen, und zwinge mich, ein winziges Stückchen zu essen. Mir wird fast ein bisschen unheimlich dabei. Ich habe in drei Tagen zwei Kilo abgenommen.

Tag 4

Mogel-Tag

Ich habe die *Master-Cleanse*-Kur beendet, bin aber immer noch nicht sonderlich hungrig. Ich beschließe, Beyoncés Mogel-Tag einzulegen. Wie es aussieht, verzehrt Beyoncé nämlich einmal die Woche »Pizza und Wein«. Aus Solidarität beschließe ich, genau das Gleiche zu mir zu nehmen. Nach dem ersten Stück Pizza ist mein Appetit zurückgekehrt. Am Ende esse ich vier große Stücke.

Tag 5 und 6

Beyoncé hat auf ihren Touren immer eine sehr lange Liste mit Sonderwünschen. Einmal wollte sie rotes Toilettenpapier haben. Außerdem bittet sie immer um »oatcakes«, das sind Kekse mit Haferflocken, die es in den USA nicht zu kaufen gibt. Beim Apfelpflücken mit Freunden auf dem Land knabbere ich also (amerikanische) Haferkekse, während meine Freunde köstliches Brot mit Käse schlemmen. Haferkekse sind ganz in Ordnung, aber satt machen sie einen nicht wirklich.

Später schießen meine Freunde Fotos von mir, wie ich einen Apfel esse, und posten sie auf Instagram. Wäre ich Beyoncé, hätte ich verlangt, dass sie sie löschen, aber ich traue mich nicht.

Tag 7 und 8

Die nächsten zwei Tage mache ich die vermutlich härteste Beyoncé-Diät: die Herkules-Diät, mit der Beyoncé nach ihrer Schwangerschaft innerhalb von drei Monaten 30 Kilo abgenommen hat.

Der Ernährungsplan ist sehr eiweißreich, wie bei den meisten guten Diäten, die gerade in Mode sind. Man beginnt den Tag mit dem Weißen vom Ei, isst zum Mittagessen Pute mit Kapern, als Zwischenmahlzeit Gurke mit Essig und Zitrone und beendet den Tag mit Gelbflossen-Sashimi mit Jalapeños und Wasabi. Manchmal sind auch Frozen Yogurt erlaubt. Ich muss sagen, das Essen ist bei dieser Diät nicht das

Schlechteste. Karg, sicher, aber geschmacksintensiv. Wenn ich nicht langsam pleitegehen würde, weil ich in meinem Sushi-Stammlokal raue Mengen von Gelbflossen-Sashimi bestellen muss, wäre alles prima.

Die eigentliche Prüfung ist der Sport. Beyoncé hat täglich zwei Stunden trainiert, um ihre Schwangerschaftspfunde loszuwerden, aber für eine berufstätige Frau wie ich, mit einem Terminkalender voller Vaudeville-Revuen ist es schwierig, so viel Zeit zu erübrigen. Ich teile das Training in eine Stunde Krafttraining und eine Stunde Joggen ein. Beyoncés Musik hilft mir beim Durchhalten. Immer wieder höre ich den Song »Run the World (Girls)«, ändere in Gedanken aber den Text, damit ich motiviert bleibe. »If women really ran the world (girls!), I wouldn't run for two hours. LOL! They don't run anything!« Ha, ha, ha. Was soll ich sagen? Zwei Stunden Sport zu treiben ist eben eine einsame Tätigkeit.

Tag 9

Heute esse ich den »Sasha-Salat«, einen von Beyoncés Lieblingssalaten. Seinen Namen hat er, glaube ich wenigstens, Beyoncés Alter Ego Sasha Fierce zu verdanken. (Irgendwann hat Beyoncé sie umgebracht.) Es handelt sich um einen Geflügelsalat mit Jalapeños. Er schmeckt annehmbar. Zu Forschungszwecken suche ich auf WikiAnswers nach »Sasha Fierce«. Sie wird als eine »gesellige« Sängerin der zwanziger Jahre bezeichnet, die dafür berühmt sei, dass sie »die Große Dpression [sic!] in den USA« beendet und auf einem Postamt gearbeitet habe.

Die Diät ist beendet! (Run the world, girls!) Ich fühle mich wie neugeboren. Das ist die effektivste Diät, die ich je gemacht habe. Dank der *Master-Cleanse*-Fastenkur und Beyoncés Nach-Schwangerschafts-Diät habe ich insgesamt fünf Kilo abgenommen. So viel habe ich noch nie an Gewicht verloren, nicht mal durch Karl Lagerfelds Proteinpülverchen. Beyoncé hat's einfach drauf.

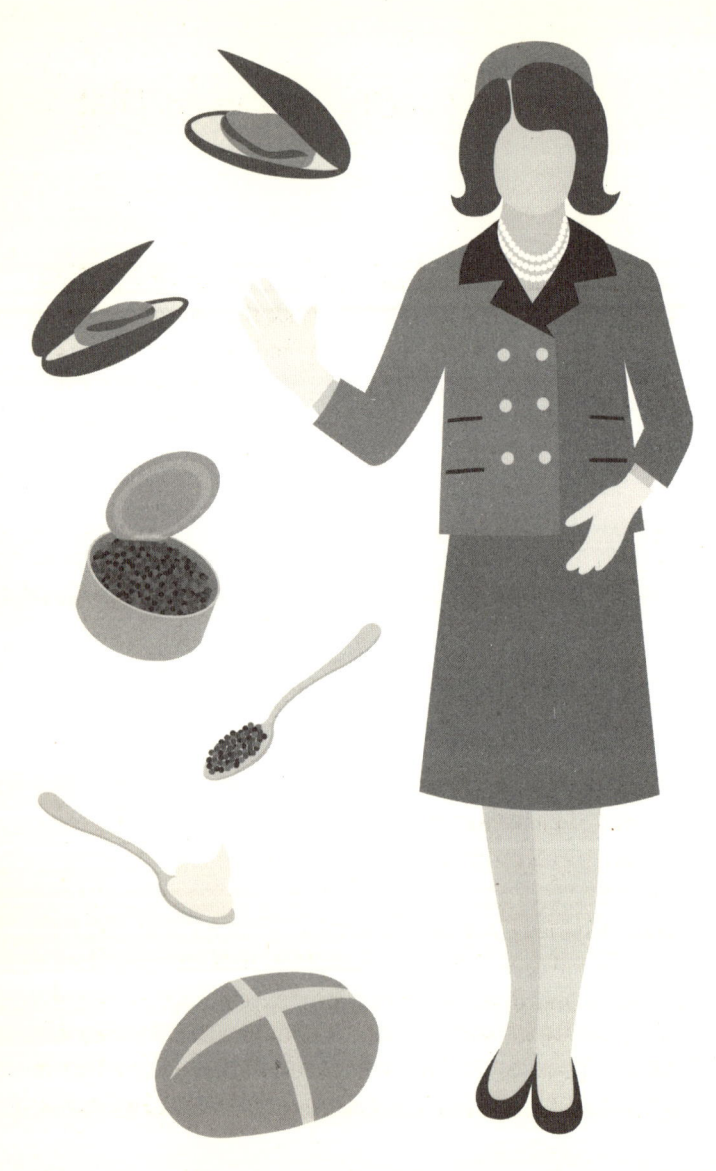

11. Ich versuche mich an
Jackie Kennedys Diät

Wenn man in Neuengland geboren wurde, sind gewisse Wahrheiten unumstößlich. Eiskaffee ist ein Getränk für jede Jahreszeit; drollige Fliegen sind als Kleidungsstück für Familienzusammenkünfte absolut angemessen. Und: Die Kennedys sind wichtig und ihre persönlichen Dramen interessant.

Voller Ehrerbietung und mit der angeborenen Neugier einer Neuengländerin beschloss ich also, mich für mein neuestes Diät-Experiment in eine »Jackie« zu verwandeln. Jackie ist immer mein Liebling aus dem ganzen Kennedy-Clan gewesen, zum einen weil sie Französisch sprechen konnte, zum anderen weil sie Berichten zufolge einmal gesagt hat: »Warum sollten Sie sich ärgern, dass Sie nicht so gut Tennis spielen wie Eunice oder Ethel, wenn doch die Männer Ihre feminine Spielweise anziehend finden?« Das ist eine Einstellung, der ich von ganzem Herzen zustimme.

Jackie Kennedy war berühmt dafür, dass sie, wie ein poetisch veranlagtes Mitglied ihres Personals es einmal ausdrückte, »mit derselben Strenge und Genauigkeit, mit der ein Diamantenhändler seine Karat zählt«, auf ihr Gewicht achtete. Der Überlieferung nach bestand eine ihrer Diäten aus nichts als einer einzigen Ofenkartoffel mit Beluga-Kaviar

und Crème fraîche pro Tag. Da diese Diät exorbitante Kosten mit sich bringen würde und mir überdies leicht wahnsinnig vorkommt, beschließe ich, meine Jackie-Kennedy-Diät
mit Rezepten aus dem Kochbuch ihrer Haushälterin Marta
Sgubin, *Cooking for Madam*, zu ergänzen.

Vorbereitung

Kaviar ist ziemlich schwer zu bekommen. Man kann beispielsweise nicht einfach in den nächsten Supermarkt gehen
und dort welchen verlangen, das habe ich nämlich versucht.
Also kaufe ich meinen Kaviar auf dem Grand-Central-Terminal-Fischmarkt in Midtown. Anfangs bin ich geschockt
(und ehrlich gesagt empört), dass ich für die winzige Menge
an Kaviar, die ich kaufen will, 30 Dollar bezahlen soll. Dabei
ist das noch vergleichsweise günstig. Jackie Kennedys Lieblingskaviar, Beluga, stammt von einem Stör aus den Binnenmeeren der ehemaligen Sowjetunion. Wikipedia zufolge
kostet das Kilogramm zwischen 7000 und 10 000 Dollar. Im
Jahr 2005 war er sogar mal eine Zeitlang verboten. Und man
darf ihn nicht mit einem Metalllöffel essen, sondern muss
einen Perlmuttlöffel nehmen. Ich komme zu der Erkenntnis, dass ich wieder einmal meine Kunst auf dem Altar der
praktischen Realität werde opfern müssen. »Das ist wie in
Zeilengeld«, sage ich mir ungefähr zum millionsten Mal an
diesem Tag. In dem Roman von George Robert Gissing geht
es um einen jungen opportunistischen Reporter im London
der 1880er Jahre.

Während meiner Diät möchte ich auch so leben wie Jackie, deshalb suche ich mir, obwohl Winter ist, eine weiße Jeans und einen Rollkragenpulli zum Anziehen heraus. In Jackie Kennedys Schuljahrbuch schreibt sie, ihr Lieblingsmusikstück sei »Limehouse Blues«, ein Jazzstandard aus den zwanziger Jahren, und ihr Lieblingssatz »Und jetzt kommt der Rumba«. Ich höre »Limehouse Blues«, während ich meine weiße Jeans anziehe. Wenn man jemals einen Krampfanfall in einem Vergnügungspark hätte, wäre das Stück die ideale Hintergrundmusik dazu. Gefällt mir!

Ich nehme eine Kartoffel mit zur Arbeit. Gegen 14 Uhr bekomme ich Hunger, also lege ich die Kartoffel in die Mikrowelle und gare sie, was das Zeug hält. Als ich sie heraushole, ist sie verschrumpelt und an einige Stellen seltsam hart. Ich schneide sie auf, gebe einen großzügigen Klecks Crème fraîche und Kaviar darauf und probiere einen Bissen. Obwohl die Kartoffel selbst etwas merkwürdig geraten ist, schmeckt sie himmlisch. So etwas würde ich zu jeder festlichen Gelegenheit essen, einschließlich meines Geburtstages und des Geburtstages meiner Mutter. Die nächsten Stunden über bin ich satt, auch wenn ich später mitten in der 20-Uhr-Vorstellung von *Anna Karenina* den Kinosaal verlassen muss, möglicherweise, weil ich zu hungrig bin, um mich zu konzentrieren. Aber vielleicht gefiel mir der Film auch einfach nicht.

Tag 2

Beim Aufwachen habe ich einen Bärenhunger. Das war zu erwarten, trotzdem bin ich erstaunt, wie gut das mit der einen Kartoffel gestern funktioniert hat. Ich lege »Limehouse Blues« auf, aber heute macht der Song mich fahrig. Ich esse auf der Arbeit meine Kartoffel, dann suche ich den Kaviar und diverse Kartoffel-Zubereitungs-Accessoires zusammen und steige in den Bus nach Rhode Island, wo ich Thanksgiving verbringen werde. Den Kaviar packe ich in Eis. Er bekommt seinen eigenen Sitzplatz im Bus.

Tag 3

Ich stelle mich im Bad meiner Kindheit auf die Waage. Ich habe in zwei Tagen anderthalb Kilo abgenommen. Eine sehr effektive Diät! Nur leider ist sie mir auf den Verstand geschlagen. Mir wird nämlich klar, dass meine kleine Dose Kaviar fast leer ist. Ich habe einer praktisch leeren Kaviardose einen eigenen Platz im Bus überlassen!

Tag 4

Heute ist Thanksgiving. *Cooking for Madam* enthält ein ganzes Kapitel über Thanksgiving – ein Fest, von dem Marta sagt, es sei für die Kennedys der »Eröffnungstag der Jagdsaison« gewesen. (Halali!) Das Menü ist ziemlich traditionell gehalten, und um Jackie meine Ehre zu erweisen, wähle ich einen Frucht-Nachtisch daraus, den Jackie – schreibt Marta – mehr liebte als jedes andere Dessert. Ich mache

»Pfirsich Kardinal«. Das sind im Wesentlichen gedünstete Pfirsiche mit Himbeersauce. Sie schmecken nicht ganz so gut wie Kuchen, und ich bin auch die Einzige, die davon isst. Sofort nach dem Essen wirft meine Mutter die Himbeersauce weg, obwohl ich Stunden gebraucht habe, sie durchs Sieb zu streichen. »Und jetzt kommt der Rumba!«, sage ich um ein Haar zu ihr, doch dann verkneife ich mir die Bemerkung.

Tag 5

Heute hat meine Schwester Geburtstag. Wir fahren nach Newport, Rhode Island; an den Ort, wo die Hochzeit von Jackie und JFK stattfand. Wir kommen sogar an der Kirche vorbei, in der sie getraut wurden. Sie ist aus Backstein und sieht finster und eindrucksvoll aus. Zu Mittag esse ich Miesmuscheln, auch ein Lieblingsgericht von Jackie, und versuche, einen Weg zu finden, wie ich »Und jetzt kommt der Rumba!« ins Gespräch einflechten könnte, ohne dass selbiges völlig zum Erliegen kommt.

Tag 6

Immer wenn sie über längere Zeit viel und schwer gegessen hatte, legte Jackie eine Obstkur ein. Zwar bestand meine Völlerei an Thanksgiving bereits aus Obst, aber ich mache die Fastenkur trotzdem. Was Diäten angeht, gibt es weitaus Schlimmeres, nur ist es hart, ausschließlich Obst zu essen, während sich alle anderen mit den Resten von Thanksgiving den Bauch vollschlagen. Die Leute reißen gern Witze über

Diät-Journalismus. Essen ist eben ein sehr emotionales Thema. Eine Anekdote in Martas Kochbuch über Aristoteles
Onassis illustriert dies sehr gut. Sie schildert, wie Onassis
eines Tages zum Abendessen erschien, nachdem alle anderen bereits fertig waren. Er bat Marta, ihm das Salz zu reichen, und als sie es ihm in die Hand geben wollte, verlangte
er, dass sie es vor ihn auf den Tisch stellte. Dann erklärte
er: »Wenn man jemandem Salz reicht, heißt das, dass man
sich mit ihm streiten wird, und ich möchte mich nicht mit
Ihnen streiten.«

Tag 7

Heute will ich das Menü kochen, dessen Zubereitung Jackie
so liebevoll beaufsichtigte, als ihre Schwester Lee Radziwill
und deren Mann sie in Washington besuchen kamen. Das
Menü beinhaltet Poulet à l'Estragon und einen Auflauf namens Marie blanche. Wenn man sich mit Französisch nicht
gut auskennt (so wie ich): Besagter Auflauf enthält Crème
fraîche und Hüttenkäse, das Hühnchen wird mit Öl und
Estragon zubereitet. Damals galt das offenbar als Gipfel der
Raffinesse. Nach dem Abendessen fand eine Party statt, auf
der alle bis drei Uhr morgens zur Musik einer Kapelle tanz-
ten. In ihrem Buch *Grace and Power: The Private World of the
Kennedy White House* hat Sally Bedell Smith vermerkt, dass
die Gäste der Kennedy-Radziwill-Dinnerparty an Tischen
saßen, welche »mit gelbem Damast, weißen bestickten Zier-
decken aus Organza und kleinen scharlachroten Körbchen
voller Frühlingsblumen« dekoriert waren. In meiner Version
dieser Party essen meine Mutter und ich einen ungenieß-
baren Auflauf (ich kann einfach nicht begreifen, was einen

dazu treibt, Crème fraîche mit Hüttenkäse zu mischen, und doch scheint dies in den sechziger Jahren gewissermaßen ein Gesetz gewesen zu sein), während wir uns im Fernsehen *Liz and Dick,* einen Film über Liz Taylor und Richard Burton, anschauen.

Tag 8

Zurück in New York veranstalten meine arme Freundin und ich ein Abendessen ganz nach Jackies Geschmack: Jakobsmuscheln mit feinen Paprikastreifen und Spinat-Risotto. Jackie liebte Risotto, allerdings finde ich es merkwürdig, dass in ihrem Rezept kein Käse erwähnt wird, der doch bei Risotto – zumindest bei den Risottos, die mir geschmeckt haben – normalerweise Pflicht ist. Jackies Risotto hingegen besteht lediglich aus Reis und Spinatblättern, die ich vorher im Mixer zerkleinert habe. Das Risotto soll eine »hübsche grüne Farbe« annehmen, was es auch tut, sofern so etwas bei Essen hübsch ist. Schmecken tut es wie Erde. Marta schreibt: »So war das eben mit Madam und dem Essen. Sie hatte einen sehr feinen Geschmack, so wie in allen Dingen, doch zählte [das Speisen] nicht zu ihren Hauptinteressen.«

Tag 9 und 10

Ich bin gerade an der Stelle in Martas Kochbuch angelangt, wo Jackie die kalorienarmen Fertiggerichte von *Lean-Cuisine* für sich entdeckt. Marta zufolge »konnte sie es gar nicht fassen, dass man einfach nur eine Schale in den Ofen stellen musste, und wenn man sie herausnahm, war alles fertig, von der Suppe bis zum Nachtisch. Das fand sie fabelhaft.« Ich weiß nicht, was ich dazu sagen soll – Suppe und Nachtisch, alles in einem Fertiggericht? Reden wir von denselben *Lean-Cuisine*-Fertiggerichten? Ich kaufe Maccaroni mit Käse von *Lean Cuisine* und schiebe es mir zum Mittagessen in die Mikrowelle. Am Boden der Schale sammelt sich eine verdächtige Menge Wasser – Suppe?

Tag 11

Ich bin fertig mit der Diät und fühle mich sowohl schlanker als auch kultivierter. Meine weiße Jeans sitzt besser, obschon ich sie nie wieder tragen werde. Jackie hatte einen makellosen Geschmack, selbst was Diäten anging. Trotz der Zeit, zu der sie lebte, war ihre Ernährung halbwegs vernünftig, und sie schrieb Marta immer sehr liebe Zettel, so zum Beispiel ein besonders überschäumendes Lob wegen eines Mango-Sorbets. Wie sich herausstellt, können sogar Diäten elegant sein. Und jetzt kommt der Rumba!

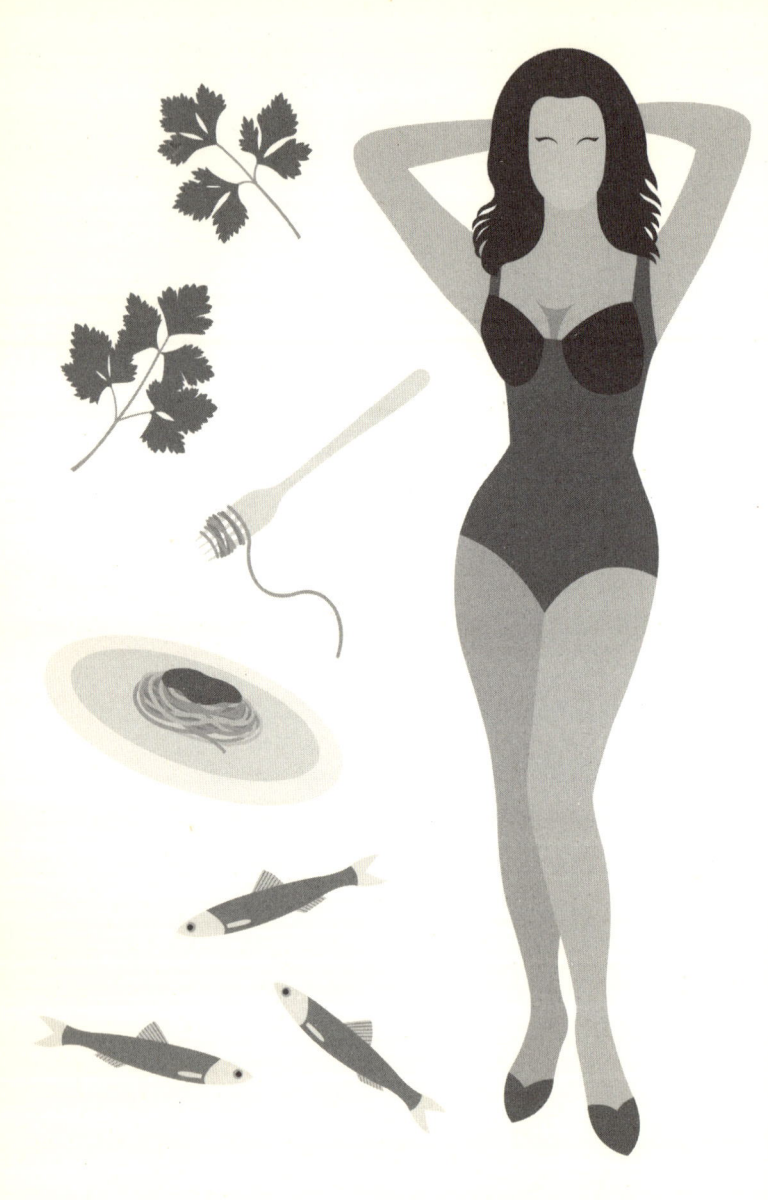

12. Ich versuche mich an
Sophia Lorens Diät

Der Überlieferung nach antwortete die berühmte italienische Schauspielerin Sophia Loren auf die Frage nach den Geheimnissen ihrer Schönheit in der ihr eigenen markigen Art. »Alles, was Sie hier sehen«, so ihr berühmter Ausspruch, »verdanke ich Spaghetti.« In unserer gegenwärtigen glutenfeindlichen Zeit mag einem eine solche Äußerung höchst seltsam vorkommen. »Pasta?«, fragt sich die moderne Frau vielleicht, während sie einen Code in ihr iPad eintippt. »Pasta ist doch der sichere Weg zu Skorbut und einem frühen Grab. Was ist mit Quinoa?«

Heute leugnet Sophia natürlich, etwas derart Grandioses über Spaghetti gesagt zu haben. Dabei ist es wahr, dass sie nicht nur einmal die heilenden Kräfte italienischer Teigwaren beschworen hat. Sie hat zwei Pasta-Kochbücher geschrieben. Und ein Beauty-Buch, in dem viel von Pasta die Rede ist. Als sie gefragt wurde: »Wieso hat ein achtundzwanzigjähriger Matt Damon bei der Oscarfeier mit Ihnen geflirtet?«, lächelte sie bloß, aber man wusste genau, dass sie dabei an Pasta dachte. Die Botschaft war unmissverständlich.

Sicher, in letzter Zeit wird Pasta oft als dickmachend, trist, ungesund und in jeder Hinsicht verabscheuenswert verteufelt – aber was, wenn das gar nicht stimmt? Was, wenn Pasta in Wirklichkeit die beste Diätnahrung ist, die der Mensch kennt? Das lässt sich unmöglich beurteilen, solange man es nicht ausprobiert, und dies, liebe Leser, ist genau das, was ich für Sie tun werde. Die Öffentlichkeit hat ein Recht, aufgeklärt zu werden!

Vorbereitung

Es gibt jede Menge Informationen darüber, was Sophia Loren isst. Sie hat zwei Kochbücher verfasst und sogar einen Ratgeber mit dem Titel *Women & Beauty*, in dem es um Schönheit, Ernährung und Fitness geht und in dem sie zahlreiche zweifelhafte Komplimente an andere Schauspielerinnen verteilt, wie etwa: »Nehmen Sie zum Beispiel Elizabeth Taylor oder Barbra Streisand. Ihre Art, sich zu kleiden, kann man kaum als klassisch elegant bezeichnen, und doch haben sie beide ein einzigartiges Gespür dafür, wie sie aussehen möchten.«

Ich kaufe den Ratgeber, ein Buch mit dem Titel *Sophia: Leben und Lieben* und das Pasta-Kochbuch *Rezepte und Erinnerungen*.

»Fast von Anfang an fragten mich Journalisten, welche Diät ich befolgte, um in Form zu bleiben«, schreibt Loren in ihrem Kochbuch. »Es amüsierte mich, ihren Gesichtsausdruck zu beobachten, wenn ich sagte: ›Pasta.‹ Das war nur eine ganz kleine Übertreibung, denn ich liebe Nudeln und esse sie fast jeden Tag.« *Women & Beauty* zufolge aß Loren tatsächlich eine Portion Pasta zu Mittag und eine zu Abend, gelegentlich gefolgt von magerem Fleisch oder Fisch. Ich will es genauso halten.

Um ehrlich zu sein, freue ich mich sehr auf diese Diät, weil sie sich gar nicht nach einer Diät anhört. Pasta zu jeder Mahlzeit? Was gibt es Besseres? Pasta ist mein Lieblingsessen, auch wenn das, wie mir soeben klar wird, nicht besonders originell ist.

Das Problem ist nur, dass ich – ohne jeden Beweis, bis auf diesen Phantom-der-Oper-Ausschlag, den ich nach der glutenfreien Gwyneth-Diät im Gesicht hatte – davon überzeugt bin, unter einer Gluten-Unverträglichkeit zu leiden. Kann ich trotz meiner eingebildeten Gluten-Unverträglichkeit Pasta essen? Eine knifflige Frage.

Tag 1

Heute fange ich mit der Diät an. Ich bin ungewöhnlich aufgeregt, weil ich zeit meines Lebens eine große Verehrerin von Sophia Loren war. Auf der Highschool habe ich mal einen Film ausgeliehen, der großen Einfluss auf mich gehabt hat. Er hieß *Wie herrlich, eine Frau zu sein.* Darin spielten Sophia Loren und Marcello Mastroianni die Hauptrollen. Der Film war synchronisiert, und die ganze Handlung drehte sich darum, dass Sophia Loren wütend auf Marcello Mastroianni ist und völlig wahnsinnige Sachen macht, um Marcello Mastroianni zu zeigen, *wie* wütend sie ist. Und am Ende ruft er: »Was für eine Frau!«, und alles ist verziehen.

115

Ich beginne die Diät, indem ich Lorens berühmte »Salsa Sophia« mache, die ich, ihren Anweisungen folgend, mit Vollkornpasta essen werde. (Die Loren sagt, Vollkornpasta sei die gesündeste.) Es scheint, als handle es sich hierbei tatsächlich um ein Rezept, das sich die Loren selbst ausgedacht hat (sobald man anfängt, in ihrem Kochbuch zu lesen, stellt man nämlich fest, dass eine verdächtig große Anzahl Rezepte in Wirklichkeit von ihrem Koch stammt.) »Salsa Sophia« hat Ähnlichkeit mit Pesto – es ist eine Mischung aus Sardellen, Pinienkernen und sehr viel Petersilie, die gemeinsam im Mörser zerstoßen werden. Es schmeckt sehr lecker, und überhaupt mag ich Sardellen einfach gern. Die Ernüchterung folgt erst, als ich mir die Portion vergegenwärtige, die ich laut Sophia essen soll. Sie ist ungefähr so groß wie eine kleine Faust, was, wie ich schon öfter gehört habe, tatsächlich eine gängige Portionsgröße für Pasta ist. Allerdings habe ich Nudeln noch nie in einer derart winzigen Menge gegessen. Als der Teller leer ist, bin ich am Verhungern. In gewisser Hinsicht habe ich sogar noch mehr Hunger als nach einem Ekelessen wie Tofukäse oder Körnerfalafel. Vielleicht wird diese Diät doch härter, als ich anfangs dachte.

Später, bevor ich ausgehe, blättere ich noch ein bisschen in Sophia Lorens Beauty-Ratgeber *Women & Beauty*, um mir ein paar Anregungen zu holen.

Unter der Dusche schrubbe ich mir deshalb richtig den Kopf. (»Spülen Sie mit warmem Wasser, bis auch der letzte Rest Schaum weg ist und das Haar quietscht.«) Ich lege großzügig Augen-Make-up auf. (Augen »verdienen die meiste Aufmerksamkeit«, sagt Sophia.) Weil es eine förmliche

Veranstaltung ist, ziehe ich ein Kleid an, das ich mal zum Schneider gebracht habe. Das Dumme ist nur, dass es perfekt sitzt und folglich nicht sehr bequem ist. Außerdem ist es neonblau, was Sophia vermutlich wenig gefallen würde. Sie findet zum Beispiel, Violett sei eine zu »brutale« Farbe, und hat früher all ihre Kleidung, einschließlich der Taschentücher, schwarz eingefärbt.

Zum Abendessen vor der Vorstellung genehmige ich mir ein paar Nudeln mit Shrimps und bin danach wieder fast am Verhungern. Ich verstehe nicht so recht, warum. Ich bin sicher, dass das Essen zum Überleben reicht. Wahrscheinlich liegt es eher daran, dass es so lecker geschmeckt hat, dass ich weiteressen will. Sehnsuchtsvoll schaue ich auf die M&Ms, die meine Begleitung während der Vorführung knabbert, doch ich reiße mich am Riemen, denn Sophia hält Knabbereien zwischendurch für eine amerikanische Unsitte. Überdies beginne ich während des zweiten Akts, mich krank zu fühlen – sei es, weil ich tatsächlich allergisch gegen Gluten bin oder weil ich es mir lediglich eingeredet habe. Zeit, auf glutenfreie Pasta umzusteigen?

Tag 2

Am nächsten Tag bin ich immer noch hungrig. Ich mache mir einen English Muffin (die mag Sophia) und beschließe bereits anderthalb Stunden später, mein Mittagessen zu kochen: Pasta in Zitronen-Butter-Sauce. Das Ganze ist sehr zitronig und ein bisschen bitter, weil man Zitronenschale in die Butter reiben soll. Trotzdem schmeckt es großartig. So großartig, dass ich nicht aufhören kann zu essen! Das erinnert mich daran, wie Sophia Lorens Mutter einmal einen Greta-Garbo-Lookalike-Wettbewerb gewann und als Preis eine Reise nach Amerika geschenkt bekam, damit sie dort Probeaufnahmen machen konnte. Aber ihre Mutter (Sophias Großmutter) verbot ihr die Reise, weil sie Angst hatte, die »Schwarze Hand« könne sie ermorden, so wie sie Rudolph Valentino ermordet hatte. (Obwohl Valentino an einer Blinddarmentzündung gestorben ist – aber von mir aus.) Also musste Sophia Lorens Mutter in ihrem winzigen italienischen Dorf bleiben und bekam irgendwann in einem Akt der Rebellion ein uneheliches Kind (Sophia). Eine Pasta-Diät klingt wunderbar, bis sie einem grausam entrissen wird.

Am Nachmittag mache ich zusammen mit einer Freundin einen Spaziergang durch die Stadt. Spazierengehen ist Sophias liebste Form der körperlichen Ertüchtigung, und sie geht jeden Tag lange spazieren. Irgendwann zwischendurch bleiben meine Freundin und ich kurz stehen und überlegen, ob wir uns einen Overall kaufen sollen; die sind gerade der letzte Schrei. Aber dann fällt mir ein, wie enttäuscht Sophia war, als ihre Nichte Kleider anhatte, die Sophia schrecklich fand: »weite Hosen und seltsame Oberteile, in denen sie aussah wie ein Bauer bei der Ernte.« Also lasse ich es bleiben.

Zum Abendessen will ich Sophias Tomatensauce zu glutenfreier Pasta machen. Die Vollkornnudeln konnte ich nicht weiteressen. Zwar kam der Ausschlag nicht zurück, aber nachdem ich auf dem Gesundheitsportal WebMD einen Artikel über Gluten-Unverträglichkeit gelesen habe, bin ich überzeugt, dass ich alle beschriebenen Symptome zeige. Es tut mir leid, dass ich Sophias Lieblingspasta nicht mehr essen kann, aber glutenfreie Pasta schmeckt viel schlechter als normale und das wiederum passt besser zu meiner Einschätzung von Sophias Selbstentsagungskräften. Cary Grant hat ständig um ihre Hand angehalten, und sie hat immer nein gesagt. Einmal meinte ihre Schwester (die Mussolinis Sohn geheiratet hat???) ganz offen: »Ich frage mich, ob Sophia heute überhaupt noch Spaß am Leben hat.«

Wie einem jedes italienische Kochbuch sagen wird, ist der wahre Prüfstein eines Kochs immer die Tomatensauce. Ich möchte heute Abend Sophias Marinara kochen. Sophias Sauce ist verdammt gut, wenngleich nicht ganz so würzig, wie ich es gewohnt bin. Die Zubereitung ist simpel – einfach nur frische Tomaten, Kräuter und ein bisschen Zucker. Ich bevorzuge eigentlich angedickte Saucen, weil ich eine Kulturbanausin aus Rhode Island bin.

Tag 3

Nach einem herzhaften (aber kleinen) Frühstück, bestehend aus Spaghetti Carbonara, beschließe ich, zum Abendessen ein dreigängiges italienisches Festmahl aus Sophias Kochbuch zu zaubern. Ich werde Pasta all'amatriciana und Saltimbocca machen. Leider hat der Supermarkt kein Kalbfleisch mehr – aber wie sagt Sophia so schön? »Neapolitaner leben nach ihrem Instinkt.« Also entscheide ich kurzerhand, das Gericht mit Hühnchen statt mit Kalb zu machen. Außerdem hat Anthony Quinn Sophia einmal aggressiv geküsst, während sie Lammkotelett aß, wahrscheinlich wäre das Weglassen von rotem Fleisch also in ihrem Sinne.

Das Abendessen erweist sich als ein Gedicht. Die Pasta all'amatriciana (mit Speck und Pfeffer) ist besonders delikat. Zu Beginn der Mahlzeit nehme ich mir vor, nur die kleine Portion zu essen, die meine Diät erlaubt. Aber dieses babyfaustgroße Häufchen Nudeln sieht auf meinem Teller so traurig und verloren aus, und ich erinnere mich daran, wie ich einmal in Italien einen Weinverkostungskurs besuchte und der Kursleiter verkündete: »Bei Wein gibt es keine Regeln!«, und das war der gesamte Lehrgang. »Ach, scheiß drauf«, sage ich mir und lade mir eine amerikanische Portion auf. Die Diät ist hiermit beendet!

Und? Was habe ich gelernt? Ich habe gelernt, dass selbst die schönsten Dinge schrecklich sein können, wenn die Portionen zu klein sind. Es ist besser, wie ein Gesundheitsfreak zu leben, dann hat man die Köstlichkeiten des Lebens wenigstens nicht immer direkt vor der Nase. Sophia, angesichts deiner Fähigkeiten im Maßhalten sage ich: Hut ab! Was für eine Frau!

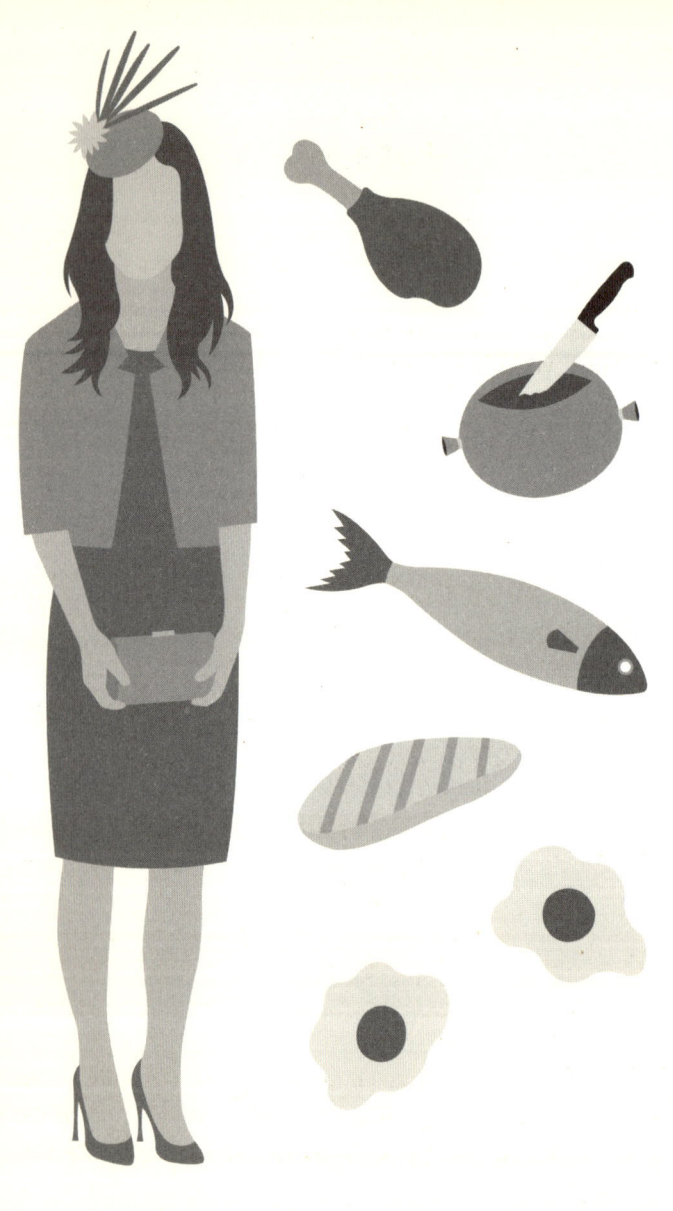

13. Ich versuche mich an
Pippa Middletons Diät

Die Öffentlichkeit ist so dumm in ihrem Wankelmut. Pippa Middleton kann als Paradebeispiel dafür herhalten. In einem Moment trägt man (sprich: Pippa Middleton) ein wunderschönes Kleid zu einer Hochzeit, und alle lieben einen und finden, man habe einen tollen Hintern. Im nächsten Moment sitzt man mit mehreren attraktiven Franzosen in einem winzigen Auto, von denen einer eine Spielzeugpistole in der Hand hält, und schon hagelt es von allen Seiten Kritik. Was soll frau unter solchen Umständen anderes tun, als ein vielgeschmähtes Buch über das Ausrichten von Festen mit dem Titel *Celebrate* zu schreiben und dann eine Fitness-Kolumne für den *Telegraph* zu verfassen? Die Öffentlichkeit hat sie dazu getrieben.

Ich für meinen Teil war immer ein Fan von Pippas Lifestyle Journalismus und der Anpackermentalität, mit der sie ihren Hintern in eine Marke verwandelt hat. Ich habe sie wortreich verteidigt, als sie mit den Franzosen in diesem Auto saß. Sie waren alle schrecklich gutaussehend, und außerdem kamen sie gerade von einem historischen Kostümball.

Daher bin ich besonders stolz, mich nun dem Diät- und Fitnessprogramm zu widmen, das Pippas Aufstieg bis in die höchsten Ränge des Lifestyle-Journalismus begründet hat.

Wenn man der *Daily Mail* glauben kann und die Middletons tatsächlich unermüdliche soziale Aufsteiger sind, die ihre derzeitige Stellung durch Geduld und harte Arbeit erlangt haben, dann will ich unbedingt von Pippas diätetischen Geheimnissen lernen. Denn mir mangelt es an diesen Tugenden, außerdem würde ich gerne einen König heiraten.

Vorbereitung

Meine Diät wird den Lebenszyklus einer Pippa Middleton nachzeichnen, erscheint mir dies doch als der einzige Weg, ihre Reaktion auf die Pfeile und Schleudern des wütenden Geschicks zu begreifen. Ich werde mit der Diät beginnen, die Pippa unmittelbar vor ihrem bahnbrechenden Auftritt bei der königlichen Hochzeit gemacht hat: die *Dukan*-Diät, ein beliebtes französisches Schlankheitsprogramm (die Franzosen – *immer* die Ursache für Aufstieg und Fall!). Ich gehe los und kaufe das gleichnamige Buch im Buchladen. Es sieht zugleich fröhlich und beängstigend aus. Aber das war noch nicht alles! Um meine Pippa-Transformation perfekt zu machen, kaufe ich überdies ihr 400-Seiten-Werk *Celebrate*. Ich werde es für die Planung einer meiner berühmten Dinnerpartys verwenden. Außerdem entdecke ich Pippas Artikel über Gesundheits- und Fitnesstrends aus dem *Telegraph* – eine Waffenschwester! Ich werde versuchen, jeden einzelnen dieser Trends auszuprobieren, auch wenn Pippa von uns beiden definitiv die bessere Sportlerin ist.

Die *Dukan*-Diät ist im Wesentlichen die französische Version der *Atkins*-Diät, eine rein aus proteinhaltigen Lebensmitteln bestehende Ernährung, bei der man hin und wieder auch mal Gemüse ohne alles essen darf. Obwohl ich eine Frau bin, die Diäten liebt und sich kopfüber in jede hineinstürzt, habe ich noch nie eine extrem eiweißreiche Diät ausprobiert, mit Ausnahme meiner kurzen Affäre mit der Diät des dicksten Präsidenten der Vereinigten Staaten, William Howard Taft. Und das war ein Reinfall epischen Ausmaßes.

Dukan selbst war sich zunächst nicht sicher, ob er seine hübsche französische Diät in das unkultivierte Land der Freien und die Heimat der Tapferen exportieren sollte. Er beginnt die amerikanische Ausgabe seines Buches mit einer humorigen Bemerkung, dass er die Amerikaner möge, weil sie Frankreich von den Nazis befreit hätten, doch dann gesteht er, dass Amerikaner ihm »ein bisschen Angst machen«, weil sie so fettleibig seien. Zum Glück wurde ihm schließlich klar, dass in »jedem Bürger Nordamerikas ein Mensch steckt, der sich danach sehnt, die essentielle Beziehung zwischen einem gesunden Körper und einem gesunden Geist zu achten«, und er beschloss, uns doch in seine Diät einzuweihen.

Ich nehme mir vor, die ersten drei der insgesamt vier »Phasen« der Diät zu machen, und zwar innerhalb der nächsten drei Tage. Sicher, das ist nur ein Schnelldurchlauf, trotzdem sollte ich ein Gefühl für Dukan kriegen. Die erste Phase der Diät nennt sich die »Angriffsphase«. In der Angriffsphase darf man den ganzen Tag nur Eiweiß zu sich nehmen. Das ist eigentlich vollkommen in Ordnung, weil man die Menge des Essens nicht einzuschränken braucht; man kann so viel essen, wie man will. Ich esse zum Frühstück zwei Eier, eine riesengroße Portion Sashimi (mit einem Spritzerchen Soja-sauce) zum Mittagessen und einige Fischfilets am Abend. (Ich schummle ein wenig und esse einen Kloß dazu.) Es fühlt sich super an, ganz im Ernst. Ich habe keinen Hunger und nicht das Gefühl, mir etwas versagen zu müssen. Allen-falls regt sich in mir ein beginnender Hass auf Fisch.

Tag 2

Heute bin ich in der »Aufbauphase« der Diät. Das ist die Phase, in der ich sowohl eine unbegrenzte Menge an Eiweiß als auch eine Reihe langweiliger Gemüse essen darf. Richtig gute Gemüse wie Kartoffeln sind bei Diäten seltsamerweise immer ausgenommen, was mich ziemlich nervt. Zum Mit-tagessen habe ich komischerweise großen Hunger und esse zwei gegrillte Hähnchenbrustfilets und wässrige, in ihrem eigenen Saft geschmorte Pilze. Nach der Mahlzeit bin ich satt, aber nicht zufrieden.

Zum Abendessen versuche ich es mit einem der wichtigsten Gerichte der *Dukan*-Diät – der berüchtigten Haferkleie-Galette. Das ist ein Pfannkuchen, also eine »galette« (fran-zösisch!), aus Kleie, griechischem Joghurt und dem Weißen vom Ei. (Ich gebe noch etwas Knoblauch in den Teig. Ein Fehler.) Dukan servierte ihn einmal seiner Tochter Maya und berichtet, dass sie danach »vollständig gesättigt« ge-wesen sei. Obwohl der Pfannkuchen in ungebackenem Zu-stand aussieht wie Joghurt mit ein paar Knoblauchstückchen

darin, ist das Ergebnis (nachdem ich ihn in einer Pfanne
ohne Öl gebraten habe) gar nicht so schlecht. Es wirkt wie
ein gewöhnlicher Pfannkuchen – mit ein paar Knoblauchstückchen darin. Ich gebe Lachs und fettarmen Frischkäse
darauf. Das Ganze erinnert an einen sehr geschmacksarmen
Bagel.

Tag 3 und 4

Heute ist ein »Zusammenführungstag«, d. h. ein Tag, an dem
ich sowohl Eiweiß als auch die eine oder andere Scheibe
Vollkornweizenbrot essen darf. Ich esse meine Scheibe Brot
zum Frühstück zusammen mit meinem Ei. Um ehrlich zu
sein, fehlen mir die Kohlehydrate, allerdings nicht so sehr,
wie mir bei anderen Diäten das Essen gefehlt hat. Ich wiege
mich und stelle fest, dass diese undisziplinierte Ernährungs-
weise nicht gut für mich ist. Ich bringe immer noch dasselbe
Gewicht auf die Waage wie vorher. Dies feiere ich mit dem
»Festmahl«, das Dukan einem in der Aufbauphase gestattet.
Zu diesem Mahl esse ich drei verschiedene Desserts – ich
feiere eben. Dennoch frage ich mich flüchtig, ob es wohl das
ist, was Dukan im Sinn hatte.

Tag 5

Jetzt bin ich durch mit der *Dukan*-Diät und beschließe,
mich auf die Spuren von Pippas derzeitiger Karriere als Er-
nährungs- und Lifestyle-Journalistin (das sind immer noch
die besten Journalisten) zu begeben. Pippa hat früher relativ
regelmäßig für den *Telegraph* geschrieben. In jeder Kolumne

hat sie einen verrückten Fitnesstrend ausprobiert, und ein unbekannter Fotograf hat dazu Bilder von ihr in komischen Outfits geknipst. In einem ihrer aktuelleren Beiträge hat Pippa einen neuen französischen Trend ausprobiert, der nach England herübergeschwappt ist und sich »Hydrospinning« nennt. Im Wesentlichen ist das wie Spinning, nur dass jeder in seinem eigenen Jacuzzi sitzt. Pippa bringt es auf den Punkt: »Ich mag Rad fahren. Ich liebe Jacuzzis. Aber Rad fahren in einem Jacuzzi?« (Es ist wirklich eine gute Kolumne, das kann ich Ihnen sagen.) Leider hat man in New York von dieser speziellen französischen Freizeitbeschäftigung noch nichts gehört, allerdings besteht die Möglichkeit, einen Spinning-Kurs in einem öffentlichen Schwimmbad zu besuchen, was ich schließlich auch tue. Bei uns nennt man das »Aquacycling«.

Unglücklicherweise fällt mein Besuch im Aquacycling-Studio mit dem Höhepunkt eines Polartiefs zusammen. Ich werde Ihnen etwas sagen: Ich will nicht während eines Polartiefs aquacyceln, auch wenn ich zum Wohle der Wissenschaft dazu gezwungen bin. Ich will nicht 40 Dollar ausgeben, um in einen eiskalten Pool abzusteigen. Seit mehreren Wochen bestehen meine Outfits komplett aus Fleece. Aber am Ende ist es dann gar nicht so schlimm. Die arktischen Temperaturen vergisst man spätestens dann, wenn man merkt, wie anstrengend das Radfahren unter Wasser ist. Ich schaffe es kaum, auf dem Sattel zu bleiben und die Beine zu bewegen. Es fühlt sich eigentlich an wie immer, wenn ich Rad fahre.

Nachdem ich nach New Haven gefahren bin, um eine Freundin in einer Aufführung von *My Fair Lady* zu sehen (ich glaube, Pippa hätte dasselbe getan), kehre ich zurück, um einen triumphalen »Burns-Abend« für meine Freunde zu geben. »Was ist ein Burns-Abend?«, fragen Sie sich jetzt vielleicht. Ich habe davon in Pippas Buch *Celebrate* gelesen. Ein Burns-Abend ist ein Abend, an dem man Schottland zelebriert. Man muss Haggis essen, was laut Pippa »gehacktes Herz, Lunge und Leber eines Schafs oder Kalbs, vermischt mit Rinderfett, Zwiebeln, Hafermehl und Gewürzen« ist. Köstlich! Leider ist Haggis in New York City verboten. Wie sich herausstellt, kann man hier keine Lunge kaufen. So viel zum Land der unbegrenzten Möglichkeiten.

Noch bevor ich mir überlegt habe, wie illegal an Haggis zu kommen wäre (Straßendealer?), lade ich alle meine Freunde ein und schicke ihnen ein Foto von einem Haggis, das ich auf Wikipedia gefunden habe. Der Haggis sieht aus wie ein riesiges Stück Darm mit einem Loch. Alle sind begeistert, erst recht, als ich ihnen sage, dass ich Pizza bestelle, wenn sie versprechen zu kommen. Schließlich kaufe ich eine legale Haggis-Variante ohne Lunge in einem Geschäft für britische Lebensmittel.

Obwohl *Celebrate* mehrere hundert Seiten stark ist, bleibt der Inhalt oft erstaunlich vage. Pippa gibt zum Beispiel keinerlei Hinweise darauf, wie mit dem Haggis umzugehen sei. Sie schreibt lediglich, man solle ihn in einer Pfanne aufwärmen und mit einer Mischung aus Kartoffeln und Kohlrüben servieren. Ich habe Angst davor, den Haggis in die Pfanne zu legen – als ich die Dose geleert habe, war er gallertartig und klumpig –, aber tatsächlich lässt er sich tadellos braten.

Als meine Gäste eintreffen, serviere ich ihnen einen schottischen Cocktail mit Hafersaft (Hafermehl, in Wasser eingeweicht und abgeseiht), Honig, Whiskey und Sahne. Er nennt sich Atholl Brose und wird von allen höflich abgelehnt, nur nicht von mir. Ich mag ihn irgendwie. Er schmeckt wie ein alter Pullover, was nach all dem Aquacycling guttut. Der Haggis erntet zum Glück viel Zustimmung. Er schmeckt wie gebratenes Corned Beef, nur etwas salziger. Einer meiner besonders ehrgeizigen Freunde rezitiert sogar ein Gedicht von Robert Burns, *Rede an einen Haggis*. Trotzdem lasse ich wie versprochen Pizza kommen.

Tag 8

Heute Morgen beschließe ich, um neun Uhr zu einer Zumba-Stunde zu gehen. Es wird eine Grenzerfahrung. Unwillkürlich muss ich an Pippas dreißigsten Geburtstag denken, bei dem sie für alle Menschen, die sie jemals gekannt hatte, einen Flamenco aufführte. Sie beschreibt das Erlebnis so: »Ich stampfe mit den Hacken, ich wirble herum – mir ist ein bisschen schwindlig, aber ehe ich überhaupt weiß, wie mir geschieht, strecke ich schon die Arme nach oben, mein Kopf wendet sich zur Seite, und ich mache ein dramatisches Gesicht, während ich die Schlusspose halte.« Ich weiß nicht, wie es mit Flamenco ist, aber ich kann mir nicht vorstellen, auf der Party zu meinem Dreißigsten öffentlich eine Zumba-Vorführung zu geben.

Tag 9

Ich bewege mich immer noch auf den Spuren von Pippas *Telegraph*-Artikeln, auch wenn ich ein hoffnungsloser Fall bin. Diesmal versuche ich mein Glück mit einem Boxkurs. Der ist sogar noch schlimmer als Zumba. Ich kann mir keine der Schlagkombinationen merken, der Kursleiter brüllt andauernd »Nein!«, wenn er mich sieht, und alle Männer im Kurs sind schrecklich attraktiv, so wie Männer in einem Auto in Frankreich. Sie vergessen keine einzige Kombination.

Danach bereite ich mir die Mahlzeit zu, die sich Pippa nach dem Boxkurs gegönnt hat. Sie besteht aus Spinat, Granatapfelkernen, südafrikanischer Peppadew-Kirschpaprika, Feta, Piment und Hühnchen. Seltsamerweise schmeckt sie gar nicht so übel. Ehrlich gesagt ist es sogar das Leckerste, was ich im Rahmen meiner Pippa-Diät bisher gegessen habe, und um Längen besser als die Haferkleie-Galette. Es schmeckt wie eine sehr gesunde Variante von Hühnchen süß-sauer. Ich könnte mir durchaus vorstellen, so etwas auch unter normalen Umständen zu kochen.

Tag 10

Am letzten Abend meines Pippa-Daseins gehe ich ins Catch. Das ist das Restaurant, das sie in New York besucht hat, als manche dachten, sie trüge sich mit dem Gedanken hierherzuziehen. Es ist sehr glamourös, wie ein Club, in dem Essen serviert wird. Und die vielen Lichter!

Nun, da ich mit Pippas anstrengender Diät durch bin, muss ich zugeben, dass sie mir Spaß gemacht hat. Ihre Rezepte sind nicht gerade auf Gwyneth-Niveau (was ist das schon?), aber einige haben mich positiv überrascht. So hätte ich beispielsweise niemals gedacht, dass Granatapfel und Piment so gut zusammenpassen, aber man lernt eben nie aus. Außerdem habe ich das Gefühl, als bekäme ich einen Muskel im Bein.

Pippa könnte den lieben langen Tag mit Franzosen im Auto herumdüsen, stattdessen legt sie sich ins Zeug und versucht, ihre Beinmuskeln zu stärken. Wenigstens das muss man ihr doch zugutehalten.

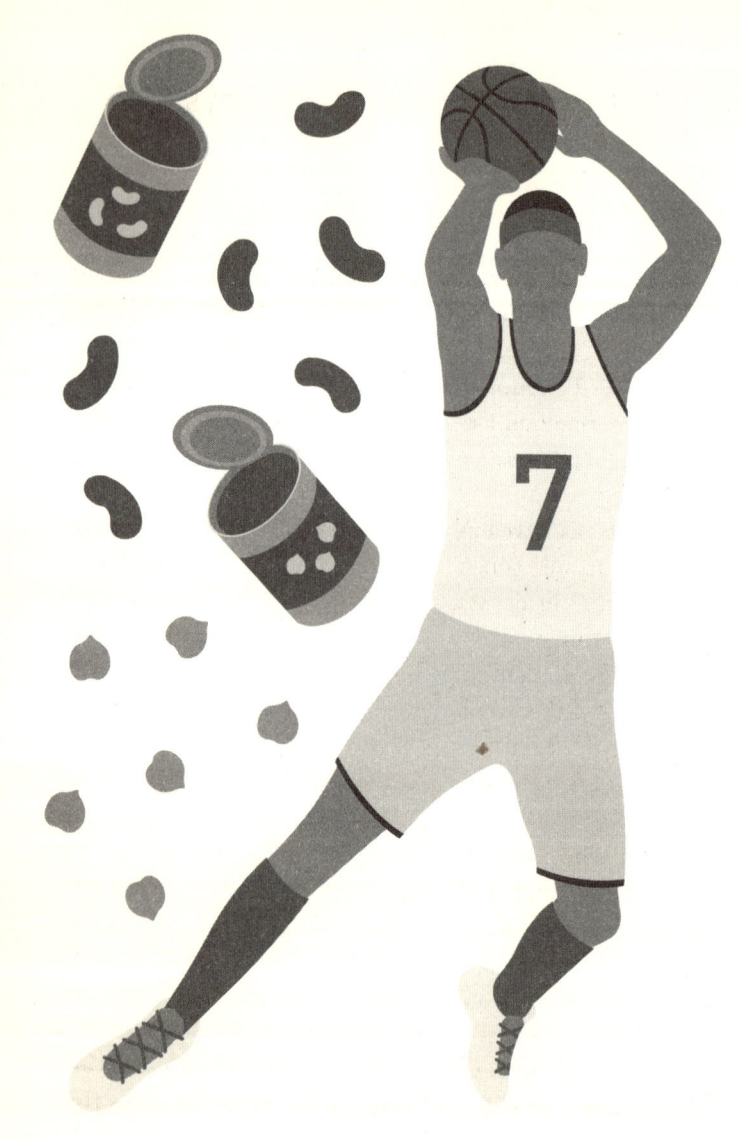

14. Ich versuche mich an
Carmelo Anthonys Diät

Carmelo Anthony, Basketballspieler bei den New York Knicks, machte Schlagzeilen, als er einer Gruppe von Reportern erzählte, er habe kürzlich ein fünfzehntägiges spirituelles Fastenprogramm absolviert, das sich »Daniel-Fasten« nenne und Einfluss auf seine spielerische Leistung gehabt haben könne.

»Ich habe fast zweieinhalb Wochen lang keine anständige Mahlzeit zu mir genommen. Kein Fleisch, keine Kohlehy-drate, nichts in der Art«, sagte Anthony im Bemühen um eine Erklärung, weshalb er den Januar über nur durch-schnittlich 32 Punkte pro Spiel erzielt hatte (kommt mir ganz gut vor, aber was verstehe ich schon davon?) und seine Trefferquote leicht gesunken war. Einige Sportjournalisten kriegten deswegen die Krise.

»Gegen eine ordentliche Entgiftungskur ist nichts ein-zuwenden – aber doch nicht mitten in der NBA-Saison«, meldete sich die *New York Daily News* zu Wort. »Ganz ehr-lich: Bei dem schleppenden Start der Mannschaft muss die Frage erlaubt sein, ob es nicht Melos Fastenkur war, die dem Team geschadet hat«, twitterte Chris Herring vom *Wall Street Journal*. Schließlich äußerte sich Knicks-Coach Mike Woodson zu der Diät. Er klang wie der Sprecher eines Hollywood-Sternchens, der Magersucht-Vorwürfe dementieren muss, indem er diplomatische Sachen sagt wie, es gehe um »eine ausgewogene Ernährung« und man müsse »Vertrauen« in Melo haben.

Also, wie extrem ist diese Diät? Ich werde sie ausprobieren und es selbst herausfinden. Vermutlich ziemlich extrem, wenn so viele Reporter sich darüber aufregen! Denn Reporter übertreiben nie.

Vorbereitung

Das Daniel-Fasten ist eine Diät, die auf dem Buch Daniel des Alten Testaments basiert, in dem der Prophet gleichen Namens mehrmals fastet. Einmal isst er nur Gemüse; ein anderes Mal verzichtet er auf »leckere Speisen«. Das moderne Daniel-Fasten erlaubt Vollkorngetreide, verbietet aber Milchprodukte, Kaffee, Alkohol und Zucker, mit anderen Worten: die köstlichsten Sachen auf der Welt. Menschen, die das Daniel-Fasten hinter sich haben, beschreiben es als »vegane Ernährung, bloß mit mehr Einschränkungen«. Ich beschließe, das Diätprogramm 36 Stunden lang auszuprobieren und begleitend Basketball zu spielen, um ein Gefühl dafür zu bekommen, was der hungernde Carmelo Anthony durchmachen musste.

Tag 1

Ich beginne den Tag mit einer schnellen Einkaufstour, um alle nötigen Zutaten für die Rezepte zu besorgen, die auf Daniel-Fast.com beschrieben werden. Empfohlen werden beim Daniel-Fasten drei große Mahlzeiten am Tag sowie zwei Zwischenmahlzeiten (bis hierher klingt die Diät ziemlich einfach), es wird aber auch angemahnt, dass wir »obschon wir essen können, wie viel und wann wir möchten ... immer im Hinterkopf behalten sollten, dass wir fasten« (klingt noch einfacher). Ich behalte dies im Hinterkopf, während ich für meine Lebensmittel bezahle.

Wieder zu Hause, bereite ich mir eine Gemüsepfanne aus Grünkohl, Zwiebeln und Karotten mit Sojasauce auf braunem Reis zu. Das Gericht ist ein bisschen langweilig und liefert nicht viel Eiweiß, schmeckt aber annehmbar. Die Portion ist sogar zu groß für mich, deshalb esse ich nur die Hälfte und hebe den Rest auf.

Durch diese wichtige Mahlzeit gestärkt, beschließe ich, Basketball spielen zu gehen – etwas, das ich noch nie zuvor in meinem Leben gemacht habe. (In der Schule habe ich die Sportstunden immer auf dem Mädchenklo verbracht. Da war es lustig!) Ich kaufe einen Basketball im Sportgeschäft und mache mich auf den Weg zu einem öffentlichen Basketballplatz, den ich mir zuvor im Internet ausgesucht habe. Carmelo behauptet, er müsse nur eine Dreiviertelstunde täglich ins Fitnessstudio gehen, um so gut zu spielen, wie er spielt. Also plane ich für mich dieselbe Zeit ein. Wie schwer kann es schon sein, 45 Minuten pro Tag Körbe zu werfen? Sehr schwer, wie sich herausstellt, zumindest wenn man eine totale Niete ist. Der Ball landet andauernd in einer Pfütze unweit der Freiwurflinie, weil ich nicht näher an den Korb herankomme. Ständig einen Ball hochzuwerfen und dann loslaufen zu müssen, um ihn wiederzuholen, ist so entnervend (außerdem tun mir die Arme weh), dass ich mir zum allerersten Mal ein Hörbuch runterlade, *Wie ein Licht in der Nacht* von Nicholas Sparks, um mich auf andere Gedanken zu bringen.

Zum Abendessen esse ich den Rest des Pfannengemüses und ein selbstgemachtes Fladenbrot namens Chapati, das ich aus Mehl und Wasser backe. Danach bin ich pappsatt, obwohl ich nur etwa die Hälfte dessen gegessen habe, was ich eigentlich hätte essen dürfen. Diese Diät ist toll!

Tag 2

Der schwierigste Teil des Daniel-Fastens ist, dass man keinen Kaffee trinken darf. Zum Frühstück gibt es Haferbrei und bohrende Kopfschmerzen. Ich lenke mich ab, indem ich über *Wie ein Licht in der Nacht* nachdenke. Wieso hat Katie sich die Haare braun gefärbt, wenn sie doch von Natur aus blond ist? Welches dunkle Geheimnis lastet auf ihr? Ich muss es wissen.

Zum Mittagessen mache ich ein Curry aus einer Dose Kidneybohnen, einer Dose Kichererbsen, einer Dose Linsen und einer Handvoll Rosinen. Das ist viel zu viel Essen. Erst später sehe ich, dass ich acht Portionen von diesem Curry gekocht habe, obwohl ich nur eine Person bin. Ich esse ungefähr ein Sechzehntel und bin satt. Von diesem Curry werde ich noch Ewigkeiten etwas haben.

Um halb vier sind die Entzugskopfschmerzen so schlimm, dass ich schwach werde und mir einen großen schwarzen

Kaffee bei Starbucks hole. Er schmeckt himmlisch, und die Kopfschmerzen lassen sofort nach. Dafür habe ich jetzt ein schlechtes Gewissen. Aber wenn man ein knallhartes Basketballmatch spielen will, darf man keine Kopfschmerzen haben. Diesmal lade ich zwei Freunde ein, und wir spielen eine Dreiviertelstunde lang HORSE-Basketball. Wir werfen abwechselnd auf den Korb, bei jedem Fehler sammelt man einen Buchstaben. Wer als Erstes das Wort »Horse« zusammenhat, verliert. Ich bin mit Abstand die Schlechteste, habe aber jede Menge Energie von der Riesenportion Hülsenfrüchte.

Ich breche mein Fasten mit einem Steak zum Abendessen, so wie Carmelo Anthony es gemacht hat, als er dem Pulk von Reportern verkündete: »Ich gebe auf.« Das Steak ist göttlich, und auch das Brot dazu schmeckt wundervoll. Ich gebe ebenfalls auf.

Am Ende des Daniel-Fastens empfinde ich dieselbe Erleichterung wie immer, wenn eine Diät vorbei ist. Es fällt eben schwer, nicht mal einen Keks essen zu dürfen, wenn man gerade Lust darauf hat. Aber hat diese Diät die fassungslose Bestürzung verdient, mit der so viele Sportkommentatoren auf sie reagiert haben? Was das angeht, bin ich mir nicht so sicher.

Ist Daniel-Fasten öde? Ja. Wird es irgendwann ermüdend, bergeweise Bohnen ohne alles zu essen? Absolut. Wäre diese Diät noch schlimmer, wenn man ein Profisportler von Carmelo Anthonys Körpergröße und Leistungsniveau wäre? Da ich jetzt einschätzen kann, wie anspruchsvoll es ist, einen großen orangefarbenen Ball durch einen Ring mit einem Netz zu befördern, würde ich sagen: ja. Aber ist es schlimmer als das, was Jackie und Marilyn ihr ganzes Leben lang ertragen haben? Kann es der diätetischen Volksheldin Gwyneth Paltrow das Wasser reichen? Auf keinen Fall! Die Schlussfolgerung: Männer sind Weicheier, wenn es um Diäten geht. NBA-Superstars sind lange nicht so taff wie ein durchschnittliches amerikanisches Mädchen in der Woche vor dem Abschlussball!

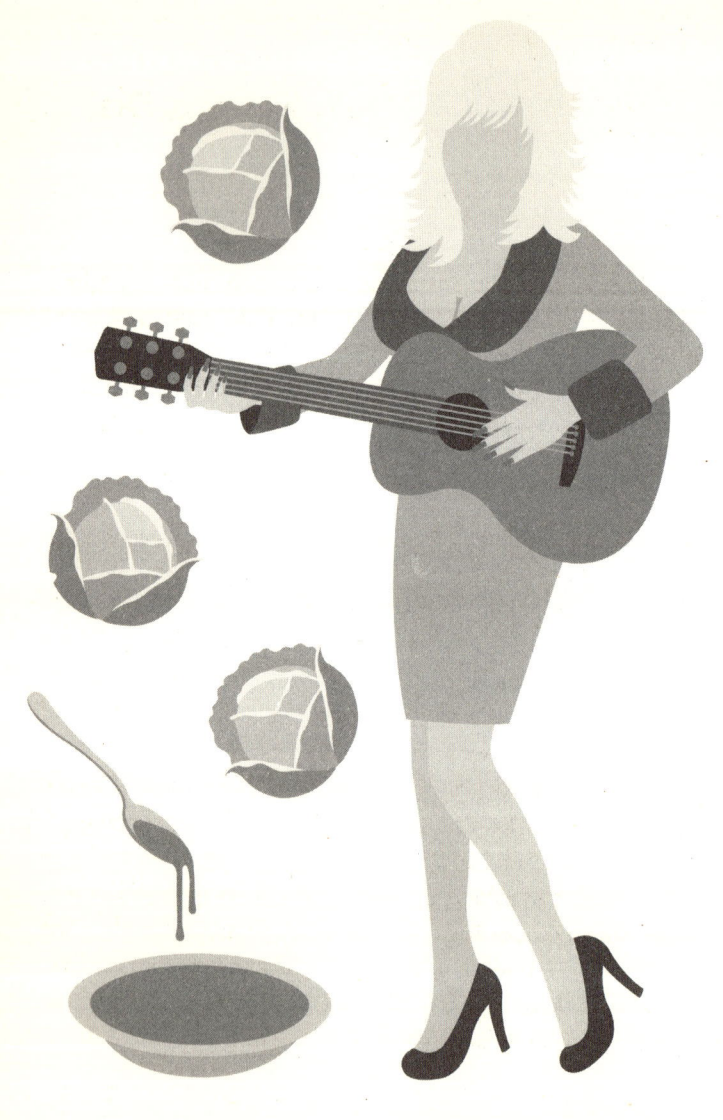

15. Ich versuche mich an
Dolly Partons Diät

Ich habe jede Diät ausprobiert, die man sich vorstellen kann«, sagte einst Dolly Parton, eine Frau ganz nach meinem Herzen. »Und einige, die man sich nicht vorstellen kann. Dann habe ich versucht, mir einfach nur vorzustellen, dass ich Diät mache. Das hat besser funktioniert als die meisten Diäten.«

Und doch stellt Dolly in der Welt der Diäten eine kleine, feine Besonderheit dar. Es gibt nämlich eine Diät, die nach ihr benannt wurde. Die Kohlsuppen-Diät ist unter dem Namen Dolly-Parton-Diät bekannt, manchmal auch als die TWA-Stewardessen-Diät (?). Das war mir gar nicht bewusst, bis ich »Dolly Parton« und »Diät« zusammen gegoogelt habe. Da kann man mal sehen.

Soweit ich weiß, ist nicht sicher, ob Dolly tatsächlich eine Anhängerin der Kohlsuppen-Diät ist. Sie erwähnte lediglich einmal, eine nach ihr benannte Diät in einer Zeitschrift gesehen und ausprobiert zu haben. »Die kam nicht von mir«, sagte sie in einem Interview mit dem Magazin *People*. »Ich dachte nur, ich teste mal, ob ich mit meiner eigenen Diät abnehmen kann.« Ich hoffe, sie bezog sich damit auf die Kohlsuppen-Diät, aber ich weiß es nicht.

Vorbereitung

Die Kohlsuppen-Diät scheint mir unglaublich, unglaublich ekelhaft zu sein. Wenn Sie sich im Internet Bilder von der Kohlsuppe anschauen, werden Sie mich verstehen. Sie sieht aus wie ein Gift-Eintopf, mit dem im letzten Akt eines mittelalterlichen Schauspiels jemand gemeuchelt wird. Außerdem ist sie seltsam magentafarben wegen der Dosentomaten.

Normalerweise soll man die Kohlsuppen-Diät sieben Tage lang durchhalten, aber ich beschließe, dass zwei Tage ausreichen. Angeblich kann Kohlsuppe dem Verdauungsapparat ziemlich übel mitspielen, und sicher würde Dolly mir beipflichten, dass es unter solchen Umständen das Beste ist, die Sache so kurz wie möglich zu halten.

Nicht, dass man während der Kohlsuppen/Dolly-Parton/TWA-Stewardessen-Diät nur Kohlsuppe essen dürfte. O nein, es sind auch andere Sachen erlaubt! An einem Tag darf man außer der Kohlsuppe Obst essen. An einem anderen darf man ein bisschen Gemüse essen und so viel Kohlsuppe, wie man möchte. Am Gemüsetag dürfte man theoretisch auch eine Ofenkartoffel essen, aber Dolly hat einmal gesagt, wenn sie eine Diät vorzeitig abgebrochen habe, seien jedes Mal Kartoffeln schuld gewesen. Insofern werde ich höchstwahrscheinlich darauf verzichten.

Tag 1

Die eigentliche Reihenfolge der Kohlsuppen-Diät ist: Erstens: Kohlsuppe mit Obst, zweitens: Kohlsuppe mit Gemüse. Man soll also mit dem Obsttag beginnen, aber ich drehe die Reihenfolge um, weil mir Gemüse am ersten Tag besser passt. Mittags und abends muss ich nämlich auswärts essen, und im Restaurant Gemüse zu bestellen ist deutlich weniger peinlich, als um einen Obstteller zu bitten. Wenn man das macht, lädt man andere praktisch dazu ein, einen zu hassen. (Diät-Veteraninnen, schreibt euch das hinter die Ohren!)

Am Morgen koche ich meinen ersten Topf Kohlsuppe. Ich schneide einen ganzen Kohlkopf klein und gebe Dosentomaten, Zwiebeln, Karotten und ein bisschen Knoblauch hinzu. Während die Suppe köchelt, muss ich ein Fenster aufmachen. Es riecht nach verschmortem Gummi – ein Geruch, den man nicht unbedingt mit Kohl assoziieren würde.

Danach gehe ich zum Mittagessen. Wenn Dolly auswärts isst, brechen fremde Männer manchmal spontan in Beifall aus, und Dolly sagt dann Sachen wie: »Dabei kenne ich die nicht mal!« Während des Essens fällt mir siedend heiß ein, dass ich den Herd angelassen habe. Diese Erkenntnis kommt mir, nachdem etwa die erste Stunde eines Mahls aus Karotten ohne alles (auch ohne Beifall) vergangen ist. Ich entschuldige mich bei meiner Begleitung und renne nach Hause. Dort sehe ich, dass die Suppe zwar ein bisschen eingekocht ist, aber noch existiert und dass meine Wohnung nicht abgebrannt ist. Mir fällt ein Stein vom Herzen, und um mir etwas zu gönnen, esse ich eine Schüssel Kohlsuppe. Sie schmeckt wie gekochter Kohl mit Ketchup.

Später am Abend, über einem Teller gekochter Okraschoten und Blumenkohl (Dolly mag Okra, allerdings nur frittiert), denke ich an Dolly und ihren mysteriösen Ehemann Carl. Seit 40 Jahren hat niemand Carl in der Öffentlichkeit gesehen. Angeblich war er nur auf einem einzigen Konzert von Dolly. Sein Bild hängt nicht mal in Dollywood (dem Dolly-Parton-Vergnügungspark). Dolly hat das so erklärt: »Carl sagte: ›Ich will da hingehen, wann immer ich möchte, ohne dass irgendjemand aus dem Museum kommt und ruft: Hey, du bist doch Carl!‹«

Trotz seiner Abwesenheit erzählt Dolly viele Geschichten über Carl. Wenn sie mit ihm zu Hause ist, »toupiert [sie] sich die Haare und bindet sie mit einem Scrunchie hoch.« Ich mache dasselbe für meinen Freund, aber der bemerkt es nicht einmal, oder er interessiert sich nicht dafür.

Tag 2

Am nächsten Morgen (ich wache nicht um halb drei auf wie Dolly; ich wache zu einer vernünftigen Zeit auf) ist die Kohlsuppe zu einer glibberigen Masse erstarrt. Ich muss drei Fenster aufreißen, um den Gestank loszuwerden, und selbst danach kann man sie noch im Hausflur riechen. Meine Nachbarn tun mir leid. Ich treffe die knallharte Entscheidung, mir die Suppe zum Frühstück nicht anzutun.

Als es Zeit zum Brunchen wird, beschränke ich mich auf eine große Schale Obst. Ich bin wie eine Heilige. Gegen 14 Uhr zwinge ich mich, eine winzige Portion Kohlsuppe zu essen. Der Kohl hat sich in der Suppe aufgelöst und ist mit der Brühe eins geworden. Wie kann das sein? Gestern schien er doch noch ganz fest. Das ist genauso erschreckend wie die Tatsache, dass Dolly Parton die Patentante von Miley Cyrus ist!

Wenigstens kann ich Trost darin finden, mich wie Dolly Parton zu stylen. Ihren berühmten Ausspruch: »Es kostet viel Geld, so billig auszusehen«, im Hinterkopf, ziehe ich in meiner Wohnung das superknappe Minikleid an, das ich mir mal bei American Apparel gekauft habe. Das Kleid am hell-lichten Tag zu tragen war mir bisher immer zu peinlich. Ich schlüpfe in hohe Schuhe und sehe zu, wie die Kohlsuppe auf dem Herd vor sich hin blubbert, obwohl die Herdplatte gar nicht an ist. Nun, da ich das Minikleid anhabe, verstehe ich, wieso Dolly in Bezug auf Diäten und Schönheits-OPs so rigoros ist. Ihre engen Outfits verzeihen nichts. Irgendwann hat sie mal gesagt: »Wenn ich mich noch einmal liften lasse, habe ich einen Bart!«

Nachdem ich ein bisschen Obst gegessen habe (und ein bisschen Gemüse, auch wenn das gegen die Regeln ist), beschließe ich, noch ein paar Löffel Kohlsuppe hinunter-zuwürgen. Sie ist das einzig Essbare, was ich im Haus habe, bis auf ein paar Körner, die noch von der Posh-Diät übrig-geblieben sind. Doch als ich die Suppe aufwärme, wird mir klar, dass ich es nicht länger aushalte. Ich habe mich über-nommen! Ich werde dich immer lieben, Kohlsuppe, aber vor allem werde ich dich hassen. Ich versuche, die Suppe in eine Plastiktüte zu schütten, aber nur ein Teil landet tatsächlich in der Tüte, das meiste platscht auf den Küchenfußboden. Jetzt riecht meine ganze Küche nach Kohl.

Tag 3

Einige Tage später (Dolly nimmt sich am Wochenende gerne von ihren Diäten frei, aber ich habe mir noch ein paar
zusätzliche Tage gegönnt, weil ich die Kohlsuppe von meinem Fußboden aufwischen musste) beschließe ich, einen
Diät-Tipp auszuprobieren, den sie in ihrer Autobiographie
namens *Dolly* anpreist – das Essen zu kauen, ohne es her-
unterzuschlucken. Dolly erklärt: »Der Genuss und die Befriedigung kommen schließlich daher, dass man das Essen
schmeckt und kaut.« Ja? Ich bin mir da nicht so sicher. Meinen ersten Versuch unternehme ich mit einem Häufchen
Tortillachips. Ich stecke einen in den Mund, kaue ihn und
spucke ihn aus. Das fühlt sich weder nach Genuss noch
nach Befriedigung an. Es ist, als würde man einen Kaugummi mit Tortilla-Geschmack kauen. Von ekligem Essen ver-
geht einem der Appetit, aber gutes Essen einfach auszuspu-
cken kommt mir wie ein Verbrechen vor! Am Ende verputze
ich den ganzen Haufen Tortillachips.

Ich habe durch die Kohlsuppen-Diät außer ein paar Kilos
noch etwas viel Wichtigeres verloren – die Möglichkeit,
mich für längere Zeit in meiner Küche aufzuhalten, ohne
hinterher nach Kohl zu riechen. Dolly war vielleicht eine
Wegbereiterin in Sachen Musik, Schönheitschirurgie und
sogar in der Vergnügungspark-Branche, aber ihre Diäten
wecken in mir das dringende Bedürfnis, nach Dollywood zu
fliehen und nie mehr wiederzukommen.

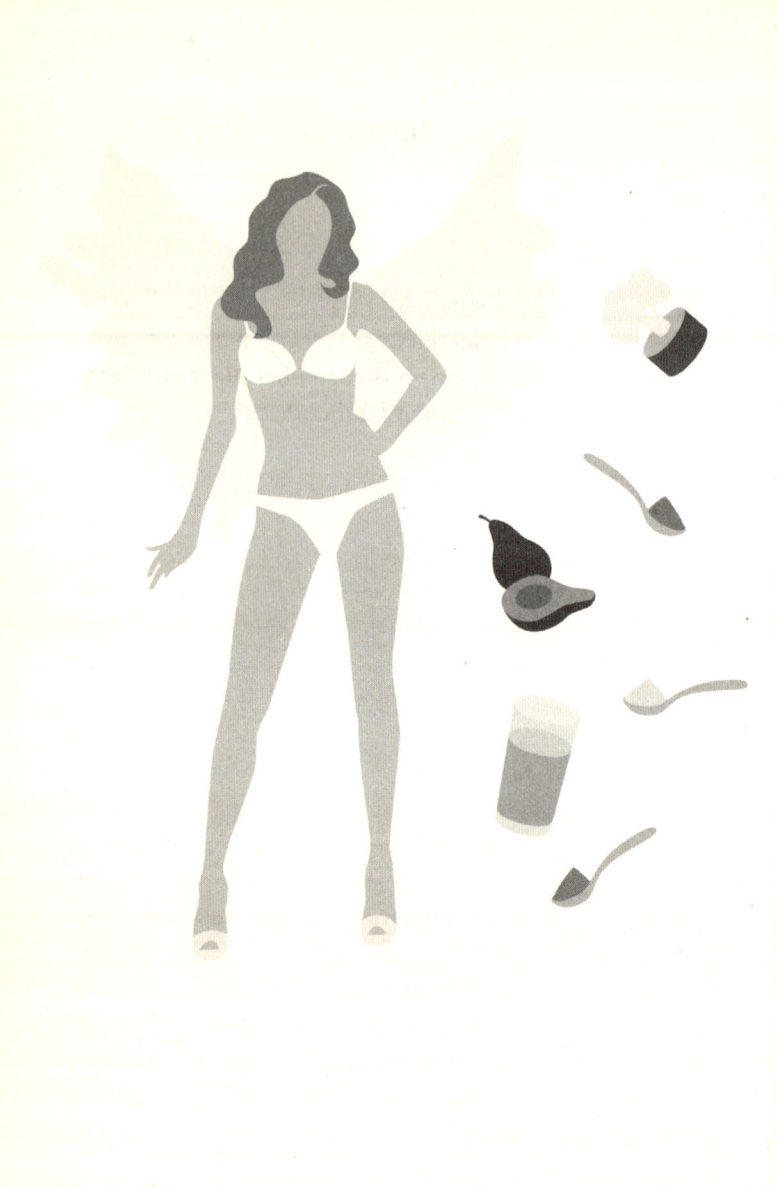

16. Ich versuche mich an Miranda Kerrs Diät

Für ein Model ist Miranda Kerr recht oft in den Schlagzeilen, und die Nachrichten über sie sind meist aufregend und romantisch, wie in einem Roman über die französische Gesellschaft des neunzehnten Jahrhunderts.

Angeblich war sie der Grund für eine Schlägerei zwischen zwei Milliardären in Australien, und irgendwann soll sie mit einem Dreikäsehoch namens Justin Bieber geschlafen haben, vermutlich, um – wie vor ihr bereits Madame Bovary – den Banalitäten ihrer Existenz zu entfliehen. Denn welchen anderen Grund könnte es geben, so etwas zu tun? Justin Bieber hat sich deswegen mit ihrem Exmann Orlando Bloom geprügelt. Und dann hat Justin Bieber ein Foto vom weinenden Orlando Bloom gepostet!

Neben ihren romantischen Verstrickungen tritt sie auch noch als Ernährungs- und Beauty-Expertin sowie als Unternehmerin in Erscheinung. Sie gründete eine Hautpflege-Reihe namens »KORA Organics« und wirbt oft für obskure Supernahrungsmittel. Ich muss ihre Diät unbedingt ausprobieren. Denn wer bin ich, wenn nicht eine Frau, die Ernährungstipps liest, sie ausprobiert und sich dann wünscht, sie wäre in eine Herzensaffäre im Frankreich des neunzehnten Jahrhunderts verwickelt?

Vorbereitung

Laut *Daily Mail* befolgt Miranda Kerr die gefürchtete 5:2-Diät. Für alle, die nicht die Klatschspalte lesen: Die 5:2-Diät ist ein Ernährungsprogramm, das vorschreibt, fünf Tage die Woche normal zu essen und jeweils an zwei Tagen mickrige 500 Kalorien zu sich zu nehmen. Wenn sie »normal« isst, hält sich Miranda an irgendeinen hochkomplizierten, von ihr selbst entwickelten Ernährungsplan, der unter anderem diverse Smoothies und grüne Säfte sowie die eine oder andere Süßkartoffel vorsieht. All das wird auf Mirandas »KORA Organics«-Blog genau erklärt. Das ist ein Blog, der von jemandem geschrieben wird, der sich als Freundin von Miranda Kerr bezeichnet, aber nicht Miranda Kerr selbst ist. Es ist ein bisschen verwirrend.

Tag 1

Heute beschließe ich, mir die volle Dosis Miranda zu geben. Am Abend zuvor habe ich einen Riesenteller Nudeln Cacio e Pepe gegessen, daher fühle ich mich psychisch ausreichend gewappnet. Das ist von elementarer Bedeutung vor dem Beginn einer jeden Diät.

Miranda Kerr sagt, sie esse jeden Morgen ein »Drei-Gänge-Frühstück«, also werde ich es ebenso machen. Sie beginnt ihren Tag mit einem »Basen bildenden« grünen Saft. Während meines erschöpfenden Studiums von Diäten (das irgendwann womöglich als trivialstes Werk meines Lebens Bekanntheit erlangen wird), habe ich festgestellt, dass gewisse Diäten tatsächlich »Trends« folgen. Und mit einem grünen Saft aus Grünkohl, Spinat und Ingwer in den Tag zu starten ist im frühen einundzwanzigsten Jahrhundert ein Mega-Trend. Vielleicht werden wir irgendwann mit einem Seufzer auf diese Zeit zurückblicken, so wie wir heute auf Greta Garbos Diät zurückblicken und uns fragen, wie gehackte Haselnüsse jemals als Veggie-Burger durchgehen konnten.

Nachdem ich diesen grünen Saft getrunken habe, der praktisch genauso schmeckt wie jeder andere grüne Saft auf der Welt, esse ich zwei Eier auf Avocado. Miranda behauptet, Avocado sei ihr Lieblingsessen. Avocados sind lecker – aber können sie jemandes Lieblingsessen sein? Die Antwort lautet: nein. Kein Mensch würde je behaupten, dass Avocado sein Lieblingsessen sei.

Der dritte Gang meines Frühstücks besteht aus einem nahrhaften Shake, den Miranda schon oft in Interviews beschrieben hat, weil die Leute sich seltsamerweise mehr dafür interessieren als für die Frage, ob sie nun mit Justin Bieber geschlafen hat oder nicht. Der Shake besteht aus folgenden Zutaten: »Wasser einer frischen jungen Kokosnuss, ein halbes Glas Ziegen- oder Mandelmilch, 1 Esslöffel Acaipulver, 1 Esslöffel Goji Beeren, 1 Esslöffel Spirulina, 1 Esslöffel rohes Kakaopulver, 1 Esslöffel Macapulver, 1 Esslöffel Chiasamen, 1 Esslöffel rohes veganes Proteinpulver und 1 Esslöffel Kokosöl.«

Leider liegen in New York City keine frischen jungen Kokosnüsse herum, also kaufe ich mein Kokoswasser schließlich in einer konsumierfreundlichen Form, nämlich in der Flasche. Dann gehe ich in das Reformhaus in meiner Nachbarschaft und frage vorsichtig nach Spirulina, Acaipulver, Macapulver,

Chiasamen und rohem Kakao – allesamt Supernahrungsmittel, die den Körper dabei unterstützen sollen, auf die
höchste Stufe seiner Leistungsfähigkeit zu gelangen. Keine
Ahnung, wie wirksam diese Supernahrungsmittel sind, jedenfalls sind sie extrem teuer.

Ich schleppe die ganze Ladung Gläser nach Hause und stelle
sie auf den Küchentresen. Dann gebe ich die verschiedenen
Pülverchen in meinen Mixer. Das Wasser der jungen Kokos-
nuss färbt sich grünlich braun, wie Matsch am Straßenrand.
Ich gieße den Matsch in ein großes Glas und trinke es aus.
Es schmeckt wie sehr süßer Seetang. Andererseits ist mein
Mixer auch nicht der beste. Ich kann die nicht zerkleinerten
Chiasamen unten am Glasboden kleben sehen.

Den restlichen Tag über verspüre ich ein latentes Hungergefühl, trotz Mirandas Lieblingsmittagessen, gegrillter Hähn-
chenbrust. Aus unerfindlichen Gründen hat mich das Drei-
Gänge-Frühstück weniger satt gemacht als ein Bagel. Das
Einzige, was mich jetzt ein wenig beleben könnte, wären
zwei Milliardäre, die sich meinetwegen prügelten.

Tag 2

Nach meinem heutigen Drei-Gänge-Frühstück unterziehe
ich mich einem von Mirandas liebsten Beauty-Ritualen –
einer Trockenmassage mit einer großen Bürste nach dem
Duschen. Angeblich wirkt das entschlackend und hilft gegen Cellulite. Ich kaufe eine grobe Bürste aus Plastik und
bearbeite damit meinen gesamten Körper. Es tut weh, aber
danach fühle ich mich angenehm kribbelig.

Später gehe ich ins Pure Food and Wine, Mirandas Lieblingsrestaurant in New York City, in dem weder Fleisch noch Gluten, noch warmes Essen serviert werden. Ich bestelle eine Sushirolle, die statt mit Reis mit geraspeltem Blumenkohl gemacht wird. Sie ist ungenießbar.

Tag 3, 4 und 5

Heute steht mir eine schreckliche Erfahrung bevor: 500 Kalorien oder weniger. Der Clou an der 5:2-Diät ist, dass man an fünf Tagen gewissermaßen »schlemmt«, um die fehlenden Kalorien an den zwei Fastentagen auszugleichen – nur dass Miranda nie wirklich schlemmt. Sie trinkt Spirulina-Shakes und isst Sushi ohne Reis. Insofern gehe ich mit einem leichten Hungergefühl an die Herausforderung heran. Ich habe keine Ahnung, wie mein Zustand sein wird, wenn ich damit durch bin.

Es gibt jede Menge Informationen über die 5:2-Diät. In einem Blog habe ich gelesen, dass einem das Fasten leichter fällt, wenn man die erste Mahlzeit des Tages möglichst spät einnimmt, etwa gegen 15 Uhr. Also versuche ich, den ersten Teil des Tages ohne Essen zu überstehen. Man schüttet Cola light in sich hinein, kaut Kaugummi und stirbt einen langsamen, qualvollen Tod. Als ich um vier Uhr nachmittags endlich meine beiden Joghurts esse (260 Kalorien), bin ich schon fast wahnsinnig vor Hunger.

Dummerweise kann ich vor 22 Uhr nichts zu Abend essen, weil ich übers Wochenende aufs Land will und eine dreistündige Autofahrt vor mir habe. Nach dem Verzehr meiner

170 Gramm Heilbutt ohne alles (240 Kalorien), kann ich mich nicht mal mehr mit meinem Begleiter unterhalten, so ausgehungert bin ich. Er trinkt Wein, ich dünnen grünen Tee. Auf einmal fange ich an zu frieren, so wie Madame Bovary kurz vor ihrem Tod.

Am nächsten Morgen bin ich beim Aufwachen fast krank vor Hunger. Ich esse Eier Benedict, danach geht es mir besser.

Tag 6

Ich vergaß ganz zu erwähnen, dass ich Miranda Kerr während meiner kurzen und schmachvollen Karriere als Reporterin sogar einmal persönlich getroffen habe. Ich sollte zur Victoria's-Secrets-Modenschau gehen und alle Models fragen: »Wie fühlt es sich an, so schön zu sein?« Keine Einzige konnte mir die Frage beantworten. Miranda Kerr setzte zu einer blumigen Rede darüber an, dass jeder Mensch innere Schönheit besitze, oder irgend so einen Käse. Aber ich respektierte sie für ihren Mumm.

In diesem Sinne beginne ich den Tag so, wie Miranda es gerne sähe, nämlich mit einem grünen Saft, Eiern auf Avocado und einem Shake aus diversen Pülverchen. Außerdem trinke ich Nonisaft, von dem Miranda schwärmt. (Ihre Großmutter hat sie darauf gebracht.) Noni schmeckt widerlich und wird auf der Flasche – sehr vage – als »gesundheitsfördernd« beschrieben. Keine Ahnung, wieso sie das Zeug mag.

Heute Abend beschließe ich, eine kleine Miranda-Kerr-Dinnerparty zu geben. Nachdem ich mehrere Stunden lang ihren Blog durchforstet habe, fällt meine Wahl auf Brathähnchen und Kokosnuss-Quinoa.

Um einen Freund zu mir zu locken, verschweige ich ihm, dass ich koche. Stattdessen sage ich nur: »Hast du Lust vorbeizukommen? Wir könnten doch zusammen zu Abend essen«, was sich auf vielerlei Weisen interpretieren lässt. Vielleicht habe ich ihm ja nur vorgeschlagen, mich abzuholen, damit wir dann zum Abendessen ausgehen. Man weiß es nicht. Als mein Freund dann kommt, ist er geschockt, dass ich ein Gericht aus einer Star-Diät für ihn gekocht habe. Das war ein guter Trick.

Eins muss ich Miranda lassen: Sie ist eine ziemlich gute Köchin. Das Quinoa ist köstlich (wann hat jemand schon mal so etwas gesagt!), und das Brathähnchen schmeckt nach Brathähnchen. Mein Freund ist begeistert, obwohl wir auf dem Boden sitzen müssen, weil ich gerade umgezogen bin und keine Stühle habe.

»Das schmeckt ja wie richtiges Essen!«, sagte er in das düstere Zimmer hinein. (Lampen habe ich auch nicht.)

Tag 7

Aber leider, leider! In unserer puritanischen Welt büßen wir für jeden Exzess, und wer eine Affäre hat oder eine unvorteilhafte Ehe eingeht, der muss bestraft werden. Deshalb heißt es heute wieder fasten.

Die *Daily Mail* hat noch mehr tolle Tipps fürs Fasten und auch einige Rezepte auf Lager. Diesmal fange ich früher an. (Ich esse meinen Joghurt schon um 9 Uhr.) Und ich koche mir ein Mittagessen, das ich auf einer 5:2-Website gefunden habe. Ein kleines Lachsfilet mit 35 Gramm Feta und einer roten Paprika dazu, die ich ohne einen Tropfen Öl einige Minuten im Ofen grille. Danach bin ich tatsächlich halbwegs gesättigt. Da ich diese Mahlzeit um 16 Uhr zu mir nehme, fällt es mir nicht schwer, den Rest des Tages durchzuhalten. Nur abends muss ich mich ablenken, deshalb gehe ich alleine in Greenwich Village ins Kino und schaue mir einen Film mit dem Titel *Gun Crazy* an. Darin geht es um einen Mann, der einen Waffenfimmel hat, und eine Frau, die auch einen Waffenfimmel hat. Die beiden lernen sich kennen und verlieben sich ineinander. Dann sterben sie.

Tag 8

Ich bin durch mit der Diät! Aus reiner Gewohnheit mache ich mir trotzdem einen Spirulina-Shake. Irgendwie schmeckt er mir sogar.

Nun, was habe ich von Miranda Kerr gelernt? Ich bin voller Bewunderung und Sympathie für ihre amourösen Dreiecksgeschichten und für ihre Ernährungsgewohnheiten. Da begibt sie sich unter das Joch einer strengen Diät und hat trotzdem noch Zeit für die Liebe. Danach sollten alle streben, die eine Diät anfangen. Madame Bovary, *c'est moi!*

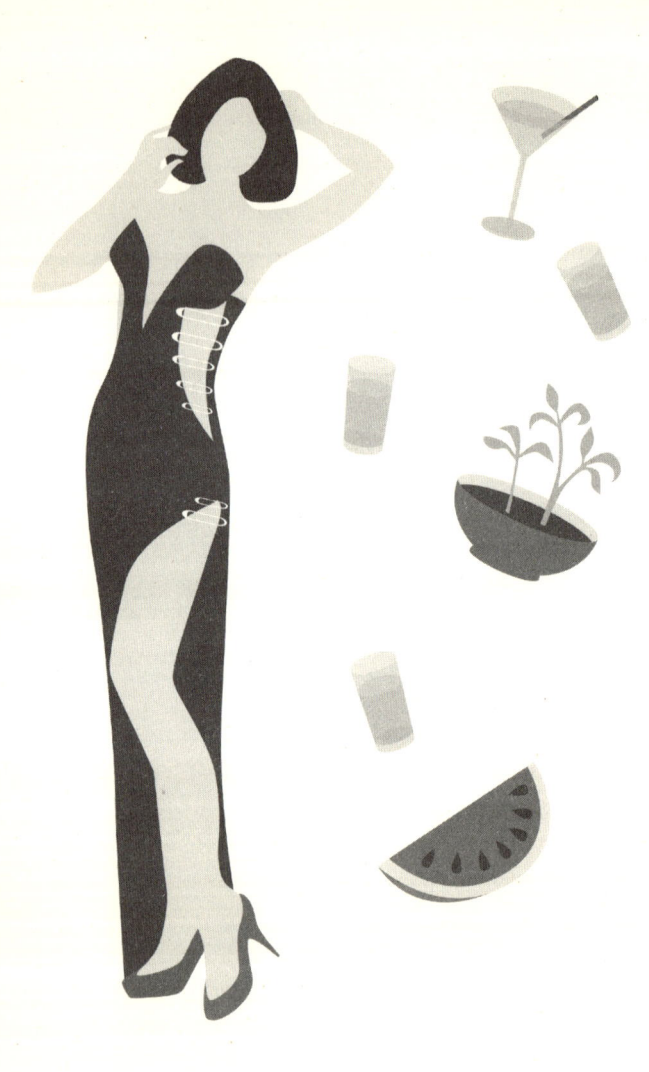

17. Ich versuche mich an
Liz Hurleys Diät

So viele Promis heutzutage führen sich auf, als wäre es eine schreckliche Last, berühmt zu sein. Vielleicht stimmt das ja auch – wer will das schon beurteilen? Ich hätte jedenfalls kein gesteigertes Interesse daran, dass jede meiner Bewegungen von einer ganzen Meute seziert würde, die allein von Gehässigkeit getrieben wird und die Mittel hat, ihr auf elektronischem Wege Ausdruck zu verleihen. Aber genau deswegen sind Promis heute auch viel langweiliger als früher. Man sehnt sich geradezu nach Elizabeth Taylors gänzlich unironischer Liebe zu Juwelen oder ihrem Glauben an die läuternde Kraft der Ehe zurück.

Darum mag ich Liz Hurley. Ihr scheint es richtiggehend Spaß zu machen, ein Star zu sein. Sie hat ständig irgendwelche Taugenichtse als Liebhaber, und manchmal zwingt sie sie sogar dazu, sich operieren zu lassen, damit sie jünger aussehen. Sie wirbt schamlos für ihre Bademoden-Kollektion, selbst wenn man gar nicht damit rechnet. Wenn man hauptsächlich dafür berühmt ist, dass man mal ein Kleid getragen hat, das von Sicherheitsnadeln zusammengehalten wurde, ist man vielleicht dichter dran am Puls des Lebens.

Vorbereitung

Wenn man Elizabeth Hurley googelt, sind ihre Diäten mit das Erste, worauf man stößt. Das ist noch so eine tolle Sache an ihr: Liz hält routinemäßig und öffentlich Diät. Sie scheint besonders an Mode-Diäten Freude zu haben – und daran, Leute zu schockieren, die beruflich mit Ernährung zu tun haben. Ein Beispiel: Nach der Geburt ihres Sohnes äußerste sie die Ansicht, Frauen jenseits der 40 sollten aufs Frühstück verzichten. Ich dachte ernsthaft, die Ernährungsexpertin der *Daily Mail* würde von der nächsten Brücke springen.

Ich habe mir vorgenommen, einige von Liz' bekannteren Diäten auszuprobieren, weiße Jeans zu tragen, blonde Männer um mich zu scharen, die aussehen, als könnten sie einen umbringen, und Dinnerpartys zu geben, wann immer es mir angemessen scheint.

Tag 1

Die *Daily Mail* in ihrer unendlichen Weisheit berichtete kürzlich, dass Liz Trennkost praktiziere – auch bekannt unter dem Namen Hay-Diät, weil sie in den zwanziger Jahren von einem Dr. William Hay entwickelt wurde.

Dr. Hay war ein untersetzter Mann mit einer winzigen Drahtgestell-Brille, dem es mittels einer von ihm selbst entwickelten Methode gelungen war, sein Körpergewicht stark zu reduzieren. Er predigte, dass es weniger wichtig sei, was man esse, als vielmehr, in welcher Kombination man die Nahrungsmittel zu sich nehme. Innerhalb des Hay'schen

Paradigmas isst man Gemüse zusammen mit Eiweiß, Kohlehydrate zusammen mit Gemüse und Melonen zusammen mit gar nichts. Überdies hing Hay der Idee an, dass einige Nahrungsmittel sauer und andere basisch seien, und wenn man die richtige Kombination aus basischen Nahrungsmitteln zu sich nehme (und saure Nahrungsmittel meide), ließen sich dadurch Verdauungsprobleme und Sodbrennen eindämmen.

Die ursprüngliche Hay-Diät aus den zwanziger Jahren hört sich köstlich an. Das hier war zum Beispiel Hays »Speiseplan für Samstag«:

Frühstück aus Vollkornmuffins, Honig, Butter und schwarzem Kaffee. Mittagessen aus Möhrencremesuppe, gedünstetem Sellerie und einem Salat aus Ananas, Birnen und Trauben. Der Salat wurde mit Mayonnaise-Dressing angerichtet. Zum Nachtisch Zitronenschnee. Zum Abendessen gegrillte Lammkoteletts, gedünsteten Blumenkohl, gedünsteten Grünkohl sowie einen Salat aus Grapefruit und Sauerkraut mit Mayonnaise-Dressing. Zum Dessert frische Pfirsiche mit ungesüßter Sahne.

Ich hätte zu gerne gewusst, was Zitronenschnee ist, doch leider praktiziert Liz Hurley die moderne Form der Trennkost, die eher auf normale, weniger gezierte Nahrungsmittel-Kombinationen setzt – und darauf, dass man zwischen dem Verzehr verschiedener Kombinationen vier Stunden wartet. Soll heißen: Wenn man den Tag mit einer Eiweißmahlzeit beginnt, muss man danach vier Stunden warten, bevor man sich die Pasta schmecken lassen darf.

Deshalb beginne ich den Tag mit Melone, um dann, Stunden später, ein bisschen Joghurt zu löffeln. Zur Mittagszeit habe ich einen Bärenhunger. Ich esse Bohnen mit Grünkohl. Aber was ist der Reiz von Bohnen ohne herrlich knuspriges Brot dazu?

Später, zur Happy Hour, genehmige ich mir ein Glas Weißwein, obwohl das streng genommen nicht Liz-konform ist. Früher trank sie ständig Wein, bis sie irgendwann merkte, dass Frauen über 40 von Wein oft einen Blähbauch bekommen. Daraufhin hörte sie auf mit dem Weintrinken und trank fortan nur noch Wodka mit Sodawasser. »Erst schmeckt es wie Medizin, aber mittlerweile habe ich mich daran gewöhnt«, lautete ihr mutmachender Ausspruch zu dem Thema. Letztens hat sie sogar auf Twitter angekündigt, dass ihr Abendessen an dem betreffenden Tag ausschließlich aus Wodka mit Sodawasser bestehen würde.

Zum Abendessen mache ich mir Steak mit Spargel und, als kleinen Gruß an die ältere Trennkost-Generation, einen Pfirsich (leider ohne Schnee). Es schmeckt richtig gut, nur leider bin ich hinterher immer noch hungrig, was ein Gefühl tiefer journalistischer Anständigkeit in mir weckt, denn Liz sagt, sie ginge jeden Abend hungrig zu Bett.

Tag 2

Heute beschließe ich, eine von Liz' radikalsten Diäten auszuprobieren: die Wasserkressesuppen-Diät. Das ist sie: Man darf so viel eklige kalte Wasserkressesuppe essen, wie man will, und manchmal auch ein bisschen Joghurt. Mehr nicht.

Am Morgen, nach einem Joghurt, koche ich die Suppe. Ich lasse Zwiebeln in Hühnerbrühe »schwitzen« (keine Ahnung, was das heißen soll, so stand es im Rezept), koche eine Kartoffel sowie zwei Büschel Wasserkresse und gebe alles in den Mixer. Eigentlich soll die Suppe danach eine »leuchtend grüne Farbe« annehmen, aber meine wird stattdessen irgendwie bräunlich, mit kleinen Stückchen, die aussehen wie Salat. Dann soll ich das komplette Mixerglas nehmen und in einen Behälter mit Eis stellen, damit es abkühlt, aber das erscheint mir zu umständlich, deswegen stelle ich es kurzerhand in den Kühlschrank. Eine Stunde später esse ich eine Schüssel lauwarme, bittere Suppe. Sie schmeckt so bitter, dass es fast schon ein Erlebnis ist. Der Legende nach hat Liz diese Suppe mal bei einer ihrer Dinnerpartys serviert. Ich frage mich, ob sie und Shane Warne sich dabei ineinander verliebt haben.

In der Zwischenzeit beschließe ich, mich über Liz' derzeitiges Liebesleben kundig zu machen. Momentan datet sie einen Hedgefonds-Manager, der einmal aus *Financial-Times*-Artikeln über sich selbst ein nacktes Selbstporträt angefertigt hat. Er ist blond und trägt seine Hemden ziemlich weit offen, was ein Look zu sein scheint, der Liz gefällt. Ich sollte mir auch so einen Mann suchen und ihn zu einem Wasserkressesuppen-Dinner einladen.

Später esse ich noch eine Tasse Suppe. Jetzt, wo sie kälter ist, schmeckt sie immer noch nicht. Im Gegenteil, sie ist noch bitterer geworden. Außerdem frage ich meine Freunde, ob sie Lust haben, zu einer Wasserkressesuppen-Dinnerparty bei mir vorbeizukommen. Ich erzähle ihnen, dass Liz Hurley andauernd solche Dinnerpartys gebe und dass sie auf diese

Weise Shane Warne kennengelernt habe. Aber sie sagen, sie würden alle zu einer anderen Dinnerparty gehen, wo jemand Brathähnchen mache. Das ist ziemlich niederschmetternd. Sie drängen mich, mit ihnen zu kommen und einfach meine Wasserkressesuppe in einer kleinen Thermosflasche mitzubringen, aber das tue ich nicht. Ich sitze einfach allein zu Hause.

Tag 3

Wenn ich doch nur aufhören könnte, Diäten zu finden, die Liz Hurley ausprobiert hat! Dann wäre dieser Alptraum endlich vorbei. Leider stoße ich auf eine weitere von Liz' Diäten, bei der sie nur eine Mahlzeit am Tag zu sich genommen, becherweise heißes Wasser getrunken sowie hin und wieder mal sechs Rosinen und einen »oatcake« genascht hat. (wie ich dank Beyoncé weiß, gibt es die in Amerika nicht zu kaufen, deswegen nehme ich normale Vollkornkekse.) Das hat sie gemacht, um nach der Geburt ihres Sohnes Damian wieder in Form zu kommen.

Diese Diät gibt mir wirklich den Rest. Nach so viel Hunger kommt mir ein weiterer Tag ohne Essen wie die reinste Folter vor. Ich bin zu nichts zu gebrauchen, kann nicht mal Musik ertragen, außer »Take Five« von Dave Brubeck, aber irgendwie macht mich der Song nervös.

Für meine einzige Mahlzeit des Tages gönne ich mir einen Cottage Pie aus einem sehr teuren Naturkostladen, der Kombucha in unendlich vielen verschiedenen Geschmacksrichtungen verkauft. (Deswegen vermeide ich es für gewöhnlich hineinzugehen.) Ich kaufe den Pie, weil Liz einmal ein Rezept für Bio-Cottage-Pie zu einem Promi-Kochbuch beigesteuert hat. Eigentlich hatte ich geplant, den Pie auf einem Kinderteller mit Kinderbesteck zu essen. Liz macht das so – es ist ein Trick, damit sie weniger isst. Aber ich besitze weder Kinderteller noch Kinderbesteck, und bei mir in der Nähe gibt es keinen Haushaltswarenladen. Ich esse das komplette Ding auf. Den ganzen Cottage Pie. Das hatte ich eigentlich nicht vorgehabt.

Tag 4

Ich bin fertig. Mein GOTT, ist es anstrengend, Model zu sein. Noch anstrengender, als Schauspielerin zu sein oder Sängerin. Für eine Frau mit einem so guten Männergeschmack lässt Liz' Geschmack bei Diäten wirklich zu wünschen übrig.

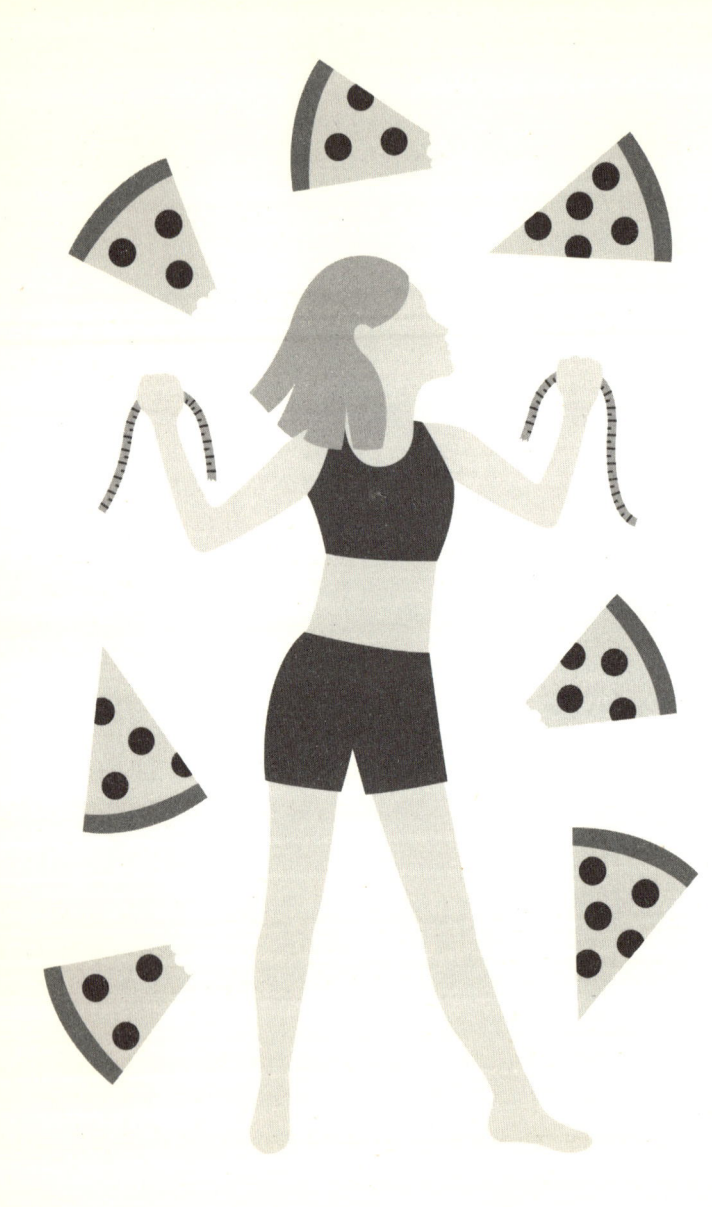

18. Und jetzt:
ein Stück Pizza

Nun ist es endlich vorbei. Ich habe die Diäten und Verderbnisse der Stars hinter mir, und ich kann nicht behaupten, dass ich sonderlich enttäuscht wäre. Es war hart, die ganze Zeit über Diät zu halten. Um ehrlich zu sein, esse ich ein Stück Pizza, während ich dies schreibe, und fühle mich unsagbar gut dabei.

Aber ich hatte, bevor ich meine Reise durch die Welt der Diäten antrat, ja einige konkrete Fragen, als da wären: Würde ich am Ende meines Diät-Marathons noch Freunde haben? (Nein, die Wachtel hat sie endgültig vertrieben.) Würde sich mein Körper dauerhaft verändern? (Nein! Ich wiege genauso viel wie vorher. Fragen Sie mich nicht, wieso. Normalerweise nehme ich immer ab, wenn ich eine Diät mache, auch wenn ich das Gewicht schon nach dem ersten Stück Pizza wieder drauf habe. Wahrscheinlich nehme ich jetzt gerade in diesem Augenblick zu.) Welchen Star würde ich am liebsten mögen? (Es gibt ein Unentschieden zwischen dreien: Liz Taylor, Karl Lagerfeld und der unnachahmlichen Gwyneth Paltrow. Liz, weil sie Glamour hat; Karl, weil wir beide finden, dass die Kindheit eine Zeit nicht enden wollender Dummheit ist; und Gwyneth, weil sie, was gesunde Ernährung angeht, einfach die Beste ist und man richtig Spaß mit ihr haben kann.) Mit welchem Star würde ich am wenigsten anfangen können? (Greta Garbo, weil …

sie einen Vogel hat.) Und was habe ich über Diäten gelernt?
(Keine Ahnung. Tu Eier dort hinein, wo sie nicht hingehö-
ren. Mach aus Körnern Falafel. Just do it!)

Ich glaube, die wichtigste Erkenntnis ist, wie unheimlich
schwer es ist, die »ideale« Frau zu sein. Das gilt für jede
Epoche. Ich kann gar nicht mehr zählen, wie viele Artikel
ich gelesen habe, in denen behauptet wird, im goldenen
Zeitalter Hollywoods sei das weibliche Körperideal realisti-
scher gewesen. Und obwohl die Idealfigur im Laufe der Zeit
sicher dünner geworden ist, hatten es Frauen zu keiner Zeit
besonders leicht. Selbst die klassischen Filmstars von früher
pflegten manchmal Ernährungsgewohnheiten, als wären
sie nicht ganz richtig im Kopf. Eigentlich gab es in der Geschichte der westlichen Welt keine Zeit ohne Diäten, zumal
die Griechen sie erfunden haben.

Im Ernst. Statt Häme verdienen Promis unser Mitgefühl!
Sie haben ein schreckliches Leben! Sie können an einem
einzigen Tag all ihre Freunde verlieren, nur weil sie Wachtel
serviert haben, und dann müssen sie alles tun, um sie zu-
rückzugewinnen. Auf ihnen lastet der unerträgliche Druck,
einem bestimmten äußerlichen Ideal zu entsprechen, und
auf uns lastet der unerträgliche Druck, so auszusehen wie
sie. Es ist ein Kalter Krieg. Aber so sollte es nicht sein!
Vielmehr sollten wir uns bewusstmachen, dass das Leben
einer jeden Frau hart ist. Wir sollten vereint sein auf unse-
rem langen, beschwerlichen Marsch als Menschen zweiter
Klasse hin zu ewigem Hunger. Klar gibt es auch Männer, die
Diät halten – aber nur, damit sie die schmal geschnittenen
Anzüge von Hedi Slimane tragen können. Und sie werden
besser bezahlt! Das kann man wirklich nicht vergleichen.

Ganz ehrlich – ich war überrascht, wie viel ich über meine
Lieblingsstars gelernt habe, indem ich über sie schrieb. Ich

hätte nie erwartet, dass ihre Ernährungsgewohnheiten mir so viel über die Frauen offenbaren würden. Jackie Kennedy war überaus kultiviert. Liz Taylor wollte einfach nur trinken! Gwyneth kann alles, selbst sich gesund ernähren. Posh Spice hat einen beinahe teuflischen Sinn für Humor. Cameron Diaz scheint ein sehr aufrichtiger Mensch zu sein. Mit der Zeit sind sie mir alle ein bisschen ans Herz gewachsen.

Also: Ist man nun, was man isst? Schwer zu sagen. Ich denke, man kann viel Verständnis, ja beinahe Mitgefühl für Menschen entwickeln, indem man sich so ernährt wie sie. Man lernt ihre Schwächen, ihre kleinen Macken und Obsessionen kennen. Man taucht ganz in ihre Welt ein, ohne über sie zu urteilen. Insofern: Ja und nein, wie bei fast allem.

Danksagung

Zuallererst muss ich mich bei meinen Redakteuren des *New York Magazine* bedanken. Maureen O'Connor, Kurt Soller und Molly Fischer waren mir bei diesem Projekt eine unschätzbare Hilfe. Ohne ihren Zuspruch, ihre harte Arbeit und Kreativität hätte es meine Kolumnen nie gegeben. Danke, dass ihr so tolle, geduldige und aufbauende Menschen seid. Natürlich sollte ich auch die großartige und begabte Stella Bugbee mit ihrer endlosen Güte und Hilfsbereitschaft erwähnen.

Ohne meine Lektorin bei Vintage, Jenny Jackson, würde es dieses Buch nicht geben. Dass ich so weit gekommen bin, habe ich ihrer Genialität und ihrem unermüdlichen Fleiß zu verdanken. Ihre Ideen für dieses Projekt waren so klar und intelligent, und sie hat zu jeder Tages- und Nachtzeit mit mir an der Fertigstellung gearbeitet. Sie hat den Ton, die Form und die Vision dieses Buches in elementarer Weise mitgestaltet. Außerdem ist sie ungeheuer witzig und einfach der absolute Hammer! Danke!

Ich möchte auch dem Team bei Luytens of Rubinstein danken, allen voran Jane Finigan; sie war eine phantastische Agentin. Und David Forrer von InkWell, der großartige Arbeit geleistet hat, alles zusammenzubringen.

Schlussendlich schulde ich meiner Familie Dank – meiner Mutter, die stets die Erste ist, der ich von meinen Ideen erzähle (weil sie mit ihrer Meinung grundsätzlich recht hat), und meinem Großvater, der im Wesentlichen das Gehirn hinter der ganzen Aktion war. Danke auch an William und Allison für ihre bewundernswerte Kompetenz, was Werbung und Promotion angeht, und an meinen Vater für sein Vertrauen in Buchläden jeder Couleur. Meine Freunde muss ich natürlich nicht extra vorstellen. Ich quäle sie mit ungenießbarem Essen, und sie kommen trotzdem immer wieder zu mir zurück. Sie sind die wahren Helden.

Literaturverzeichnis

Kapitel 2 Gwyneth Paltrow: *Meine Rezepte für Gesundheit und gutes Aussehen. Genießen ohne Zucker, Gluten und Laktose.* AT Verlag 2014.

Gwyneth Paltrow: *Meine Rezepte für Familie und Freunde.* Edel 2011.

Kapitel 3 Elizabeth Taylor: *Elizabeth Takes Off.* Putnam 1988.

Kapitel 4 Karl Lagerfeld/Jean-Claude Houdret: *Die 3-D-Diät.* Steidl Göttingen 2002.

Kapitel 6 Cameron Diaz: *The Body Book. Entdecke die Intelligenz deines Körpers.* Kailash 2015. Bei Drucklegung noch nicht erschienen. Die Zitate in diesem Buch wurden daher übersetzt aus der amerikanischen Originalausgabe: *The Body Book. The Law of Hunger, the Science of Strength, and Other Ways to Love Your Amazing Body.* HarperWave 2013.

Kapitel 7 Mayumi Nishimura: *Mayumi's Kitchen: Macrobiotic Cooking for Body and Soul.* Kodansha 2012.

Kapitel 8 Gayelord Hauser: *Bleibe jung, lebe länger! Das Standardwerk des Pioniers der modernen Ernährungslehre.* Alfred Scherz Verlag 1981.

Kapitel 9 Victoria Beckham: *Learning to Fly.* Penguin 2013.

Victoria Beckham: *That Extra Half an Inch: Hair, Heels and Everything in Between.* Penguin 2007.

Vicki Edgson/Natasha Corrett: *Vegetarisch, basisch, gut. 100 einfache basische Rezepte für Geniesser.* AT Verlag 2013.

Kapitel 11 Marta Sgubin: *Cooking for Madam: Recipes and Reminiscences from the Home of Jacqueline Kennedy Onassis.* Scribner 1998.

Sally Bedell Smith: *Grace and Power. The Private World of the Kennedy White House.* Aurum Press 2004.

Kapitel 12 Sophia Loren: *Women & Beauty.* William Morrow 1984.

Sophia Loren/A.E. Hotchner: *Sophia: Leben und Lieben.* Molden 1979.

Sophia Loren: *Rezepte und Erinnerungen.* Heyne 1999.

Kapitel 13 Pippa Middelton: *Celebrate.* Michael Joseph 2012.

Pierre Dukan: *The Dukan Diet.* Crown 2011.

Kapitel 15 Dolly Parton: *Dolly. My Life and Other Unfinished Business.* Harper Collins 1994.

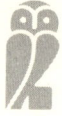

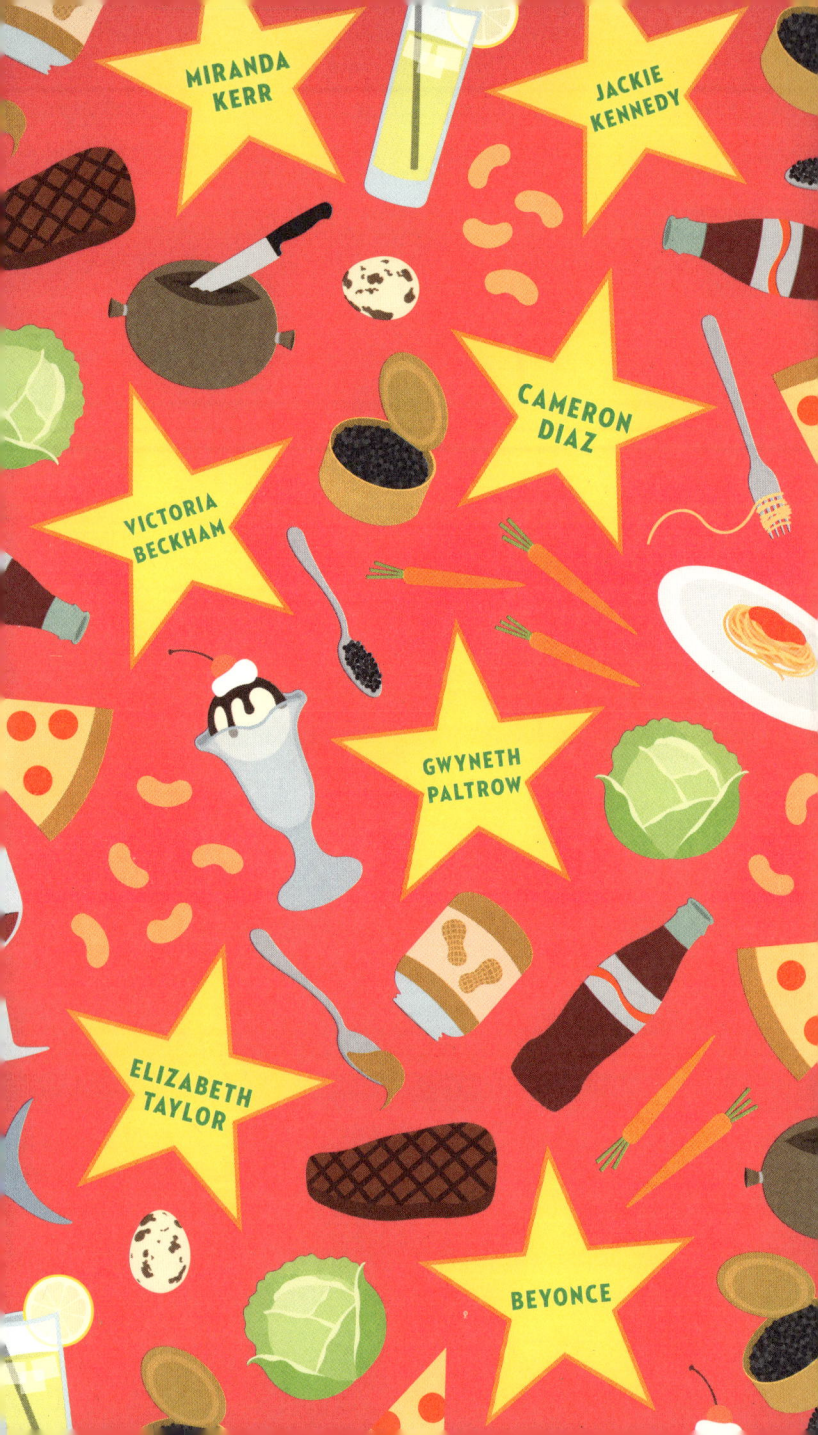